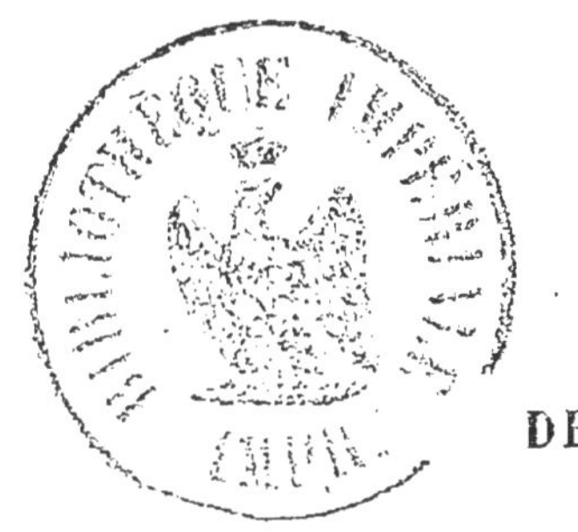

DE

L'ANGINE DE POITRINE.

Quoique la science soit riche en travaux sur l'angine de poitrine, il reste cependant des doutes, des incertitudes, sur la nature, le siége, le diagnostic et le traitement de cette maladie. Cependant la gravité des accidents que l'on confond sous un même nom réveille trop souvent les vœux du médecin praticien. Il importe donc d'appeler de nouveau l'attention des observateurs sur ce sujet. Dans ce but, la Société propose la question suivante, dont le laconisme dira aux concurrents tout ce qu'elle exige d'eux :

De l'angine de poitrine.

(Extrait du programme de la Société de médecine de Bordeaux.)

Paris. — Imprimerie PANCKOUCKE, rue des Poitevins, 14.

DE

L'ANGINE DE POITRINE

PAR

A. LARTIGUE

RÉDACTEUR EN CHEF DE L'ENCYCLOGRAPHIE MÉDICALE

MÉMOIRE COURONNÉ

par la Société royale de médecine de Bordeaux

dans sa séance publique du 11 novembre 1844

PARIS

CHEZ GERMER BAILLIÈRE

LIBRAIRE-ÉDITEUR

RUE DE L'ÉCOLE-DE-MÉDECINE, 17

1846

PRÉFACE.

Ce Mémoire a été écrit pour répondre à la question proposée par la Société royale de médecine de Bordeaux.

Voici l'ordre que j'ai cru devoir suivre :

Ce Mémoire est divisé en quatre parties : chacune d'elles contient plusieurs paragraphes.

J'entre en matière par l'exposé de deux observations d'angine de poitrine ; la première est fort intéressante, en ce qu'elle est une sorte de journal tenu par le malade lui-même pendant près de douze années que dura son affection ; la seconde ne l'est pas moins ; elle offre si complétement réunis tous les caractères qui constituent l'angine de poitrine, qu'elle en est une description complète. Quelque détaillés que soient ces faits, je ne me borne pas à leur exposé ; et convaincu que deux observations ne sauraient, en aucun cas, offrir tous les traits que peut présenter une maladie, je donne, dans un second paragraphe, une description générale de l'angine de poitrine. Ici, je l'avoue, je n'ai eu que peu de choses à ajouter à ce qu'on a écrit déjà ; aussi n'ai-je cherché à donner à ma description que le mérite de l'exactitude et de la clarté.

Dans la deuxième partie, je commence par une revue critique des principaux auteurs qui ont écrit sur l'angine de poitrine. On ne trouve pas, en général, dans les monographies, un chapitre correspondant à celui que j'indique; j'ai cru devoir l'introduire pour deux raisons : d'abord parce que cette revue, dans laquelle les différents auteurs comparaissent dans l'ordre des dates de leurs écrits, m'a dispensé d'un historique ; et ensuite parce qu'elle m'a fourni l'occasion de passer au crible d'un examen sérieux les nombreux travaux que j'avais à utiliser dans les paragraphes suivants, et de la valeur desquels je devais m'assurer avant tout. Comme on le verra, bien des observations qui avaient été données comme appartenant à l'angine de poitrine, et qui n'avaient pas peu contribué à obscurcir son histoire, n'ont pu résister à cet examen.

Dans le second paragraphe de la deuxième partie, j'aborde les questions relatives aux causes, à la marche, à la durée, aux terminaisons de l'angine de poitrine : toutes questions qui ne pouvaient être résolues que par le rapprochement et la comparaison des faits, et qui, par conséquent, rendaient, pour ainsi dire, nécessaire le contrôle que j'ai fait subir, dans le premier paragraphe, aux matériaux nombreux que la science m'a fournis.

La troisième partie est la plus importante, et celle sur laquelle je serais heureux de voir l'attention se fixer principalement. Après avoir fait connaître les diverses altérations pathologiques trouvées à l'autopsie de sujets morts de l'angine de poitrine, j'expose les théories nombreuses qui ont été émises sur la nature et le siége de cette affection; puis j'arrive enfin à l'opinion qui me paraît devoir être adoptée. Cette opinion considère l'angine de poitrine comme une affection névralgique; elle en place le siége dans les nerfs cardiaques exclusivement. Ces deux idées, je le sais, ne m'appartiennent pas; elles sont dans la science depuis longtemps déjà, la dernière surtout; mais ce qui m'appartient, c'est l'ensemble des preuves de tout genre, sur lesquelles j'appuie l'opinion relative au siége de la maladie, et au moyen desquelles j'espère avoir converti en proposition désormais démontrée, une assertion donnée seulement comme probable jusqu'à ce jour. Ce qui m'appartient encore, c'est la distinction que je crois être parvenu à établir entre la névralgie des plexus cardiaques, ou angine de poitrine, la névralgie du pneumo-gastrique, et la névralgie diaphragmatique. Jusqu'à ce moment, les accidents auxquels ces trois affections, les deux premières surtout, donnent lieu, ont été confondus, le plus souvent, sous la dénomination générale d'angine de poitrine : or, comme ces accidents varient considérablement selon leur siége, il en est résulté que sous cette même dénomination, on a compris à la fois les cas les plus différents. Je crois avoir dissipé la confusion qui régnait sur ce point de l'histoire de l'angine de poitrine.

Trois nerfs pénètrent dans la cavité thoracique et la parcourent : tous trois peuvent être affectés de névralgies; mais les accidents auxquels ces névralgies donnent lieu ne sont pas les mêmes dans les trois cas;

ils ont des caractères particuliers que j'ai mis, je crois, assez complétement en relief pour que désormais il ne soit plus possible de confondre ces trois affections.

Cette distinction m'a conduit, je ne dirai pas à reconnaître une affection nouvelle, car la névralgie essentielle du pneumo-gastrique a été signalée plusieurs fois déjà, mais à montrer qu'elle existait beaucoup plus souvent qu'on ne le croit, qu'elle a été souvent méconnue, même de nos jours, et par des observateurs du plus haut mérite.

La quatrième partie de ce travail contient quatre paragraphes. Le premier est destiné à faire connaître les différentes variétés d'angine de poitrine : j'en admets trois, l'angine primitive, l'angine secondaire et l'angine rhumatismale. On verra par les détails que je donne si ces distinctions sont justifiées. Les deuxième, troisième et quatrième paragraphes sont consacrés au pronostic, au diagnostic et au traitement.

DE
L'ANGINE DE POITRINE.

CHAPITRE PREMIER.

§ I.

OBSERVATIONS D'ANGINE DE POITRINE.

PREMIÈRE OBSERVATION.

M. H.... de Soisy-sous-Étioles, près Paris, ressentait depuis longtemps des douleurs rhumatismales, qui apparaissaient à d'assez grands intervalles et se fixaient ordinairement dans l'une ou l'autre épaule, lorsque survinrent de fréquents et singuliers dérangements dans ses digestions; il suffisait de la plus petite impression de froid, du courant d'air d'une porte, même en été, pour les provoquer. On jugea que l'affection rhumatismale s'était portée sur les viscères abdominaux, et on lui prescrivit, pendant trois années consécutives, de 1821 à 1823, l'usage des eaux et des bains du mont Dore. Cette prescription eut d'excellents effets; les dérangements de la digestion devinrent beaucoup plus rares, et ne se produisirent plus que sous l'influence des variations très-marquées de la température.

La première année de son séjour au mont Dore, M. H.... ressentit à la nuque une douleur, que le médecin des eaux considéra comme le résultat d'un déplacement de l'affection rhumatismale. Peu de mois après, c'est-à-dire à l'entrée de l'hiver 1822, M. H.... éprouva pour la première fois un nouveau genre de souffrance. — « Quand je montais un escalier, dit-il, dans le manuscrit de sa maladie, quand je marchais d'un pas un peu précipité, quand je m'habillais vite, enfin à tout mouvement musculaire un peu forcé, il me prenait une douleur dans la poitrine, qui se répandait dans le cou, à la nuque, dans les bras, qui augmentait si je persévérais à me mouvoir, et me forçait à m'arrêter. Il me suffisait de m'asseoir et de rester immobile deux à trois minutes, pour que tout sentiment de souffrance disparût. Jamais je ne m'en ressentis quand je restais tranquille, jamais non plus à cheval, pourvu que je restasse dessus, sans autre mouvement que celui que je recevais du cheval; cette incommodité m'est restée depuis.

« Revenu aux eaux du mont Dore, l'été suivant, je demandai à M. Bertrand, médecin de ces eaux, de prendre des douches sur la nuque; il s'y opposa, dans la crainte de rejeter le rhumatisme sur les entrailles. Mes facultés digestives gagnèrent par l'usage continué pendant trois ans des eaux et bains du mont Dore; mais les accidents provoqués par les mouvements musculaires, dont je viens de parler, augmentèrent. Il y avait, et il y a des temps, où même en m'y prenant avec la plus grande lenteur, je ne puis me chausser, mettre mon pantalon et mes bottes, sans m'en ressentir. J'ai constamment observé que cette disposition est surtout prononcée dans la saison froide, après le repas, et principalement après le dîner.

« J'ai passé l'hiver de cette année (1826) à Nice; le commencement en fut pluvieux et désagréable. Il y eut aux environs du nouvel an du temps froid. *Le rhumatisme passif sur les muscles* (c'est le nom que le malade donnait à sa nouvelle affection), qui m'avait peu gêné tant que le temps fut doux, se développa avec plus d'intensité, alla toujours en augmentant, en sorte qu'aux environs du 10 janvier je ne pouvais plus ni marcher ni m'habiller sans provoquer ces souffrances qui, comme d'habitude, cessaient après un repos complet. Bientôt cependant, provoquées par le moindre mouvement, surtout après le dîner, elles ne cessèrent plus qu'après dix à quinze minutes d'immobilité, et finirent par me prendre avec violence au milieu du repas, de manière à me forcer à abandonner la table, quoique j'eusse encore faim. Un jour à cette époque, je crus bien faire de prendre un bain de soufre et de gélatine à 30°, comme je l'avais fait avec succès les années précédentes. A peine y fus-je entré, que la douleur se développa comme d'ordinaire dans la poitrine, le cou, la nuque, et dans les bras. Je voulus persister, et j'y fus obligé n'ayant pas encore de linge chauffé pour m'essuyer. La souffrance alla en augmentant; elle était insupportable, quand au bout de vingt minutes je sortis du bain. Elle continua dans le lit, pendant près de deux heures, et cessa au développement d'une forte transpiration, avec un mouvement de fièvre. L'appétit, qui jusqu'alors avait été bon, disparut. Je pris quelques sudorifiques, restant au lit et me tenant tranquille; je n'éprouvai que le malaise que m'avait laissé la petite fièvre; mais le second jour, voulant quitter le lit, rien que le mouvement nécessaire pour en sortir et me faire habiller provoqua un accès de douleurs précédemment décrites. Quand l'état de mon estomac me permit de manger un peu, ou l'accès survint pendant le repas, ou bien en sortant de table, par le mouvement d'aller d'une chambre à une autre. J'échappais rarement à un accès, à la suite de l'action de me faire déshabiller et mettre au lit. J'essayai encore deux fois les bains, tant au soufre et à la gélatine qu'à l'eau douce, avec la précaution d'avoir du linge prêt; mais, les deux fois, je fus obligé d'en sortir aussitôt que je m'y fus mis.

« Tous ces accès, sans douleur constante et fixe hors de leur durée, étaient excessivement douloureux. Leur durée augmenta graduellement, d'une heure à quatre heures et demie qu'avait le dernier. Il fallait, pendant l'accès, rester absolument immobile; le moindre mouvement en prolongeait la durée; l'accès se terminait toujours par une transpiration plus ou moins forte. Cet état me dura trois grandes semaines. L'appétit revint lentement, et non sans interruption. J'observai que quand un peu d'appétit m'avait engagé à manger, c'était alors et après, sinon pendant le repas, que les accès me prenaient le plus infailliblement et avec le plus d'intensité.

« Lorsque cette crise cessa, je conservai une tendance à

l'oppression, que le moindre mouvement développait. Cette tendance diminua graduellement; le temps devint très-beau; je pus supporter le mouvement du cheval, et enfin aujourd'hui (avril 1826), je me porte comme d'habitude, c'est-à-dire que je peux m'habiller, aller et venir sans me forcer, et alors sans rien ressentir; mais aussitôt que je veux hâter le pas, monter un escalier un peu vite, ou de plusieurs étages, ou faire tout autre mouvement précipité, la douleur constrictive de la poitrine me prend, et ne cède qu'après quelques instants de repos.

« J'ai observé depuis que je suis incommodé *de ce rhumatisme passif*, que quand j'ai été obligé de beaucoup retenir mes urines, j'ai éprouvé au moment de lâcher les eaux le même sentiment de douleur que provoquent les mouvements musculaires. Une observation constante, que j'ai également faite, c'est que beaucoup de renvois de vents, souvent aussi par bas, annoncent la diminution et la fin de l'accès. »

Tel était l'état de M. H..., lorsqu'en avril 1826 il consulta M. B..., de Montpellier. Ce praticien, dont nous avons la consultation sous les yeux, prescrivit l'usage journalier d'une teinture spiritueuse, dans laquelle entrait le baume du Canada, la résine de gaïac, l'huile distillée de sassafras; elle devait être remplacée, en cas d'insuccès, par les pilules de Morton, et plus tard par celles de Méglin. Il conseilla en outre l'application d'un large vésicatoire au bras, des frictions sèches sur la poitrine, enfin des frictions sur les parties latérales du cou, avec l'extrait de belladone ramolli dans un peu d'eau, un régime léger, etc.

Ces moyens furent mis en usage, et ils semblaient avoir amené quelque amélioration, lorsque le malade fut pris d'une fièvre gastrique. Voici sur cette époque de sa maladie les renseignements qu'il nous fournit lui-même, en date de l'année 1828 :

« Pendant les trois semaines qu'à duré cette fièvre, et que je n'ai pris aucune nourriture, même plus de huit jours après, je n'eus aucun ressentiment de l'affection nerveuse. C'est à mesure que l'estomac reprit ses fonctions, que les accidents se reproduisirent, d'abord quand je mangeais, surtout si c'était quelque chose d'un peu dur, ensuite aussi par des accès de nuit. La tendance à ces accès a été en augmentant, en raison directe avec ma convalescence et le retour de mes forces. En ce moment je n'échappe pas à des accès fort douloureux, si je prends la nourriture la plus légère, avant de me coucher, ou dans le lit. Il m'est arrivé en mettant un morceau de chocolat dans la bouche, la nuit étant couché, le laissant fondre, et faisant ainsi le moins de mouvement de mâchoire possible, de sentir au moment même un roucoulement d'air qui se dégageait, mais insuffisant pour provoquer l'accès. J'ai avalé les jaunes de deux œufs crus, la nuit, ayant besoin, et l'accès m'est venu cinq minutes après.

« Je sens évidemment que voici la marche de l'accès : ce sont des vapeurs ou des vents qui se dégagent, pressent d'une part sur la vessie, et provoquent le besoin d'uriner, n'y eût-il qu'un demi-verre de liquide à rendre ; d'autre part, et surtout, sur les nerfs de la poitrine, du cou, de la nuque et des bras. La douleur de la poitrine va en augmentant jusqu'à ce que les vents ou vapeurs trouvent à se dégager ; car les accès ne cèdent jamais qu'après la sortie d'une quantité considérable d'air par le gosier. Cette sortie se fait beaucoup plus péniblement quand je reste couché que quand je m'asseois sur le bord du lit, les pieds par terre. Il me semble certain que cette affection, quoique nerveuse, est dans le plus intime rapport avec mon estomac. J'ai beaucoup de glaires : j'en crache beaucoup durant les accès. »

De 1828 à 1850, malgré l'emploi persévérant des moyens prescrits par M. B..., des pilules de Méglin, des frictions sur le rachis, l'état du malade ne s'améliora pas ; et voici ce qu'il écrivait en 1830 :

« Le poumon ne peut être pour rien dans ce que j'éprouve, car ce n'est pas seulement quand je monte un escalier que la sensation douloureuse se manifeste, mais quand je remue de tout autre manière, ne fût-ce que des bras, sans bouger de place, surtout quand, pour me chausser, je lève les jambes. Si le poumon y était pour quelque chose, l'effet devrait être le même, à toute heure du jour, avant comme après le repas, tandis qu'il n'en est rien ; il devrait encore être le même quand je monte à cheval, ce qui n'est pas. Souvent, après le dîner, je ne peux pas relever le feu, jouer au billard, pas même quelquefois aller d'une chambre à une autre, sans sentir se développer la souffrance. Elle me prend quelquefois en dînant, plus souvent vers la fin qu'au commencement du repas, plus habituellement quand je mange un peu vite, ou quelque chose de dur.

« M. Rayer n'a pas voulu chercher la cause de cette souffrance dans le développement d'air qui se fait dans mon intérieur ; mais mes observations constantes me portent à croire que ce développement d'air joue le principal rôle dans mon affection. Après le repas, même quand je reste assis et immobile, j'ai beaucoup de bouffées de vents ; je ne les appelle pas des renvois, car c'est extrêmement rare qu'elles aient goût ou odeur. Quand je commence à me mouvoir, surtout après les repas, je sens comme des boules d'air qui montent dans la poitrine, et roucoulent dans le gosier. Si l'air se dégage par les bouffées dans la même abondance qu'il se développe, alors il n'y a pas de souffrance ; mais cela arrive rarement. Il semble que cet air, ne trouvant pas d'issue, agit sur les nerfs de la poitrine. La sensation douloureuse ne diminue que quand les bouffées d'air surviennent ; plus elles se succèdent avec abondance, plus tôt la crise cesse.

« Toute crise, même légère, produit le besoin d'uriner ; de même, quand ce besoin existe dans mon état de repos, la disposition au développement de la crise, au premier mouvement que je fais, est encore plus grande. »

Pendant les six années qui suivirent, de 1830 à 1836, l'état de M. H... présenta des variations nombreuses, comme on en peut juger par la continuation de son récit, qu'il reprit à la fin de novembre 1836, et que je transcris ici :

« Depuis 1830, je n'ai rien fait pour mon affection, qu'entretenir le vésicatoire, qui plus tard a été changé en un cautère, me nourrir d'aliments froids et prendre de la glace pendant mes repas ou immédiatement après. En avril 1832, j'eus le choléra. Tant qu'à la suite de cette maladie je fus au régime complet, je ne sentis rien des accès nerveux ; ils me reprirent quand je commençai à me nourrir, et augmentèrent d'intensité en raison directe avec l'augmentation de ma nourriture et le retour de mes forces. Les crises devinrent alors plus fréquentes et plus vives qu'avant la maladie. Ayant repris mon régime de nourriture, mon affection a été en diminuant; ces deux dernières années je n'ai pas été pris douze fois dans la nuit, et les crises se sont toujours terminées en moins de demi-heure, sans que je fusse obligé de quitter mon lit. Ce n'est que quand je remue un peu vivement, surtout après avoir mangé, quand je monte un escalier, que l'accès me prend, et il passe après cinq à dix minutes d'immobilité parfaite. Toute contrariété, même quelquefois la plus insignifiante, me donne, comme cela a toujours été, un mouvement de crise plus ou moins prononcé, suivant la disposition dans laquelle je me trouve. J'ai été obligé d'éviter de beaucoup parler pendant les repas, et surtout de parler avec vivacité; la crise survenait alors.

« Depuis dix ans, je ne m'étais jamais trouvé aussi soulagé que pendant les premiers mois de l'été dernier. Aux époques antérieures où j'ai le plus souffert, de 1826 à 1828, les crises les plus longues ont été de une heure et demie à deux; une seule fois, j'en ai eu une de quatre heures à Nice. Je viens d'en avoir une dans la nuit du 21 au 22 novembre, qui a duré quinze heures avant d'être entièrement dissipée. La douleur, répandue en travers de la poitrine, existait surtout à gauche, vers le cœur, et se portait avec beaucoup moins de violence vers le côté droit; elle existait aussi dans l'épaule et le bras gauche. Précédemment la crise agissait sur la vessie, et provoquait le besoin d'uriner, lequel besoin satisfait donnait du soulagement; il en est encore ainsi dans les petites crises; mais dans la grande que je viens d'avoir, cela a été le contraire, et pendant quinze heures qu'elle a duré je n'ai pas pu uriner une seule goutte. »

Là s'arrêtent les renseignements laissés par le malade. M. H..., retiré à Soisy-sous-Étioles (Seine-et-Oise), mourut vers le milieu de décembre, après avoir présenté dans les derniers jours de sa maladie, les 10, 12, 13 et 14, une série d'accès plus ou moins violents.

Voici quels furent les principaux résultats de l'autopsie.

Les poumons étaient libres d'adhérence, excepté à leur sommet, où la plèvre, considérablement épaissie, était comme cartilaginifiée en quelques points. Pas de sérosité épanchée.

Le péricarde ne contenait qu'une petite quantité de liquide. Le volume du cœur ne dépassait pas les limites de l'état naturel. Ses cavités contenaient des caillots, qui se prolongeaient jusqu'à l'orifice des gros vaisseaux. Au sommet du ventricule gauche adhérait un caillot noir, du volume d'une petite noix, au centre duquel était une cavité remplie d'une matière couleur de lie de vin.

Tous les orifices du cœur étaient parfaitement libres. Les artères coronaires présentaient une ossification très-circonscrite à quelques lignes de leur origine ; leurs divisions étaient dans l'état naturel.

Les parois du ventricule gauche présentaient au scalpel une plus grande résistance que de coutume ; les coupes en étaient remarquables par un aspect insolite, dû à un tissu fibreux, nacré, très-dense, interposé aux fibres charnues. Un examen attentif montra qu'il existait une transformation fibreuse du ventricule gauche, mais que cette transformation était très-irrégulière ; ainsi au niveau du bord gauche du cœur, dans la cloison inter-ventriculaire, la transformation occupait les couches les plus internes, qu'on pouvait enlever sous la forme d'une membrane fibreuse. Ailleurs la transformation occupait, non les couches internes, mais les couches moyennes ; plus loin elle s'étendait aux deux tiers internes de l'épaisseur du ventricule ; enfin dans d'autres points, on pouvait voir les fibres du cœur entrecoupés comme par des intersections tendineuses. Les colonnes charnues avaient plus ou moins subi la même transformation.

Le ventricule droit était resté complétement étranger à cette transformation. La couche de la cloison qui lui appartenait était restée dans l'état naturel. L'aorte était saine, sans ossifications. Une seule valvule sigmoïde présentait une petite plaque calcaire, au voisinage de son bord libre. Les nerfs diaphragmatiques étaient sains ; il en était de même des nerfs pneumo-gastriques dans toute leur portion thoracique.

DEUXIÈME OBSERVATION[1].

Une dame âgée de 62 ans, d'une taille moyenne, d'une constitution robuste, d'un tempérament nerveux et sanguin, pourvue d'un fort embonpoint, ayant le cou gros et court, jouissant d'ailleurs des attributs d'une belle santé, et du bien-être que peut donner la fortune, n'a jamais été sérieusement malade; ses règles se sont établies et ont disparu aux époques accoutumées sans laisser la moindre incommodité; les évacuations menstruelles étaient abondantes.

Depuis dix ans environ, bien que cette dame ne commît jamais le plus léger écart de régime, ses digestions étaient devenues un peu lentes; parfois elles s'accompagnaient de rapports gazeux; la langue alors était couverte d'un enduit blanchâtre, et annonçait un embarras des premières voies, qu'un laxatif léger faisait disparaître; elle avait accusé, il y a cinq ans, quelques palpitations, des battements incommodes dans la direction des artères carotides et des bruissements dans les oreilles; en même temps on put reconnaître une hypertrophie légère du ventricule gauche du cœur; cependant la respiration était libre; pas de toux, pas de dyspnée, pas d'œdème des membres inférieurs.— Quarante sangsues appliquées aux bras dissipèrent ces symptômes. — Elle s'était plaint aussi de douleurs rhumatismales dans le dos et les épaules; elle attribuait le développement de ces douleurs, qui étaient peu intenses, et qui disparaissaient presque spontanément (car elle ne leur opposait que l'usage des gilets de flanelle) à l'habitude qu'elle avait contractée de se couvrir trop légèrement pendant l'été, et de s'exposer à des courants d'air. Dans les derniers temps, ces douleurs avaient reparu; elles étaient presque habituelles.

Cette dame a éprouvé à différentes reprises des chagrins très-cuisants : mère de cinq enfants, elle a vu successivement

[1] Cette observation a été recueillie par M. Lembert, praticien distingué de Paris. Je la rapporte ici dans tous ses détails, parce qu'elle offre si complétement réunis tous les caractères assignés à l'angine de poitrine, qu'elle constitue une véritable description de la maladie.

deux de ses filles moissonnées à la fleur de l'âge (19 et 26 ans) par la phthisie pulmonaire. — Quelques années plus tard, lors des événements de juillet 1830, son mari, ancien garde d'un magasin qui avait été pillé pendant la première révolution, homme excellent, mais d'un esprit faible, craignant qu'on ne lui demandât des comptes qu'il était hors d'état de produire, résolut de mettre fin à ses jours en se coupant la gorge avec un rasoir. Il survécut onze jours à cette tentative de suicide. La vue de son mari baigné dans son sang a été pour cette dame un spectacle affreux; cependant elle s'est armée de tout son courage pour lui porter les premiers secours; elle n'a cessé de lui prodiguer les soins les plus empressés. — Depuis la mort de son mari, cette dame, qui était d'un caractère fort heureux, n'a pas eu d'autres motifs de chagrin; elle a, au contraire, éprouvé des sujets de satisfaction: nous notons ces détails, afin de n'omettre aucune des circonstances qui ont pu exercer quelque influence sur le développement de l'affection pour laquelle cette dame a plus particulièrement réclamé mes soins.

Quoi qu'il en soit, il y a dix-huit mois qu'elle en ressentit les premières atteintes. Un jour, en se promenant à la campagne (elle n'a pas pu nous dire si c'était contre la direction des vents), elle fut prise tout à coup d'une sensation tellement pénible d'angoisse et de constriction dans le côté gauche du thorax, au-dessous du sein, qu'elle ne put faire un pas de plus : elle assurait qu'elle serait morte sur l'heure, si elle eût essayé d'avancer. Au bout de quelques instants cette sensation avait cessé; la malade bien remise put continuer son chemin. La douleur reparut quelques mois après et disparut comme la première fois, après un repos de quelques minutes. La santé a continué à paraître bonne; la malade a pu se livrer à ses occupations habituelles. La respiration s'exécutait librement.

Lorsque la malade me fit la description des symptômes qu'elle éprouvait, il me fut impossible de méconnaître l'angine de poitrine, et bien que l'état général parût satisfaisant, je dus tirer un pronostic fâcheux, car les cas d'angine de poitrine où la guérison a eu lieu sont extrêmement rares: je lui conseillai l'usage de quelques antispasmodiques, et lui recommandai sur toutes choses de s'arrêter aussitôt qu'elle éprouverait sa douleur.

A quelques temps de là les attaques se rapprochant, la malade consulta M. le professeur Cruveilher qui, tenant compte du développement du cœur et de l'état de réplétion du système sanguin, lui fit appliquer soixante sangsues au bras. — La perte du sang fut très-considérable; la malade en éprouva un notable changement; il ne fut malheureusement pas de longue durée, car l'hiver dernier les attaques devinrent plus fréquentes. Elle n'osait plus sortir à pied, dans la crainte de les éprouver dans la rue. Un jour qu'elle montait l'escalier de son appartement, la douleur fut tellement vive qu'elle faillit tomber en syncope, et rendit involontairement ses urines et ses matières fécales. Me trouvant chez elle au mois de janvier dernier, elle éprouva, en ma présence, une attaque, après un dîner où elle n'avait presque rien mangé; elle venait de vaquer à quelques soins du ménage; cette attaque ne dura que cinq minutes. J'employai successivement et quelquefois concurremment les narcotiques, les antispasmodiques, les dérivatifs et les révulsifs, les extraits gommeux d'opium, de jusquiame, de belladone, d'aconit, l'oxyde de zinc, l'eau de menthe poivrée, les minoratifs, les rubéfiants, les douches de vapeur le long du dos et entre les épaules, le sulfate de quinine, l'eau de Vichy. Tous ces moyens préconisés par les auteurs n'ont point enrayé la marche de la maladie.

Au mois d'avril dernier, la malade partit pour la campagne, espérant y rétablir plus promptement sa santé; mais, loin de là, à peine arrivée, elle éprouva des attaques plus fréquentes et surtout bien plus longues que les précédentes : les préparations d'opium, de digitale pourprée, d'assa fœtida, le sirop de pointes d'asperges, les applications réitérées de pommade ammoniacale entre les deux épaules, celles de sangsues en petit nombre, afin de provoquer le développement d'hémorroïdes, qui furent conseillées, n'ont amené qu'un calme très-passager; les attaques se reproduisaient avec une telle facilité, qu'il suffisait à la malade de se retourner dans son lit ou d'éprouver la plus légère émotion pour les provoquer.

Le 9 juillet, la malade, dont les attaques deviennent de jour en jour plus longues et plus fréquentes (car elles durent maintenant plusieurs jours, et se composent d'une série d'accès), se décide à revenir à Paris. Elle peut supporter la voiture; arrivée à son appartement, elle est prise d'un accès: je suis mandé aussitôt. — Son facies est altéré; la terreur est empreinte sur ses traits; crainte de la mort, profond découragement; pouls petit, serré. — La douleur ressentie est celle d'une crampe; elle occupe le côté gauche de la poitrine, l'épaule et le bras correspondant jusqu'au coude; elle se propage au cou, dont les muscles sont contractés: il semble à la malade qu'elle a le cou serré par un collier; elle éprouve également et par intervalles de la douleur le long du rachis; la pression exercée sur cette partie contre le dossier d'un fauteuil, loin de calmer cette douleur, la réveille. Dans l'intervalle des accès, engourdissement des parties douloureuses, éructations inodores qui soulagent peu. La malade se trouve mieux debout qu'assise. (Continuation des moyens précédents, pédiluves sinapisés, application de la pommade ammoniacale sur les parties douloureuses.)

Le 10 au matin, consultation avec M. Cruveilher. La malade, qui a passé la nuit à marcher dans sa chambre, et n'a pu s'assujettir au repos que je lui avais prescrit, est courbaturée: son pouls est fort, fréquent et développé; on constate que le cœur a pris un grand développement; on perçoit ses battements jusque dans la région postérieure du côté droit; pas de bruit particulier, pas d'infiltration des membres; la respiration est un peu moins libre, urines rouges briquetées, sentiment de chaleur incommode à la paume des mains. (Boissons à la glace, potion avec l'éther sulfurique et l'eau de menthe poivrée, sinapismes aux extrémités, saignée du bras de trois palettes.) La malade éprouve vingt-quatre heures de calme. La nuit du 11 au 12 est très-agitée. — Le 12 au matin, attaque très-violente lorsque j'arrive; la face est cyanosée et couverte d'une sueur froide, le pouls est déprimé, angoisse extrême. (Potion avec eau de laitue, quatre onces; sirop diacode, une once; acide hydrocyanique au vingt-quatrième degré, quatre gouttes; boissons à la glace; sinapismes promenés sur les membres inférieurs, ventouses sèches). La journée est un peu plus calme, mais la douleur se réveille la nuit. Dans la matinée du 13, état d'angoisse inexprimable, battements épigastriques, alternant avec des palpitations, sentiment d'étouffement, nausées, efforts pour vomir, vomissements bilieux, abondants, qui amènent peu de soulagement. (Mêmes moyens; la potion précédente avec six gouttes d'acide hydrocyanique; large application du caustique de Vienne au-dessous du sein gauche.) Pendant le reste de la journée, un peu moins d'agitation. — La nuit suivante la malade a pu reposer quelques heures sur son canapé.

Le 14 au matin, la malade est moins souffrante; dans la journée, le calme continue; elle a mangé quelques cuillerées de potage maigre avec plaisir. — Je la visite à sept heures et demie du soir, elle renaît à l'espérance; au bout de dix minutes, je me retire, la malade me suit; tout à coup elle s'arrête, dit qu'elle se sent éblouie, et tombe frappée de mort, au milieu de sa famille consternée. Je vole à son secours; mais je n'ai plus qu'un cadavre devant les yeux.

---

§ II.

DESCRIPTION DE L'ANGINE DE POITRINE.

L'angine de poitrine survient ordinairement d'une manière soudaine, au milieu des apparences de la meilleure santé, et sans que le malade en ait été averti par aucun dérangement. Lorsqu'elle est précédée de quelques phénomènes particuliers, comme sueurs générales ou partielles, intermittences, palpitations, dyspnée, etc., ces accidents dépendent d'une affection concomitante. Elle ne s'observe en général, comme la plupart des auteurs l'ont noté, et comme je l'établirai moi-même plus bas, que chez des sujets qui ont dépassé cinquante ans. C'est presque toujours en marchant que le malade en ressent la première atteinte : il éprouve tout à coup une constriction douloureuse et angoissante, qu'il rapporte derrière le sternum, ordinairement à la partie inférieure de cet os, un peu à gauche. La violence de la douleur le force à s'arrêter; un repos de quelques instants la fait disparaître, et le malade se retrouve bientôt dans l'état où il était avant, mais seulement comme atterré par le souvenir de cette sensation douloureuse, à laquelle il lui semble qu'il n'eût pas pu résister, si elle se fût prolongée plus longtemps.

Ce premier accès dissipé, la maladie se renouvelle après un intervalle de temps qui varie; elle reste dans certains cas plusieurs mois, des années même avant de reparaître; dans d'autres, au contraire, elle se montre beaucoup plus tôt. Dans les premiers temps les paroxysmes ou accès ne sont ramenés que par un exercice qui exige une certaine dépense de force, comme la marche, l'action de monter; ils apparaissent en général le soir, après le repas; ils n'ont encore qu'une courte durée, et se dissipent assez promptement par le repos; il suffit encore au malade de s'arrêter pour voir la douleur cesser; seulement s'il se remet en action avant qu'elle soit tout à fait éteinte, elle se ranime aussitôt. Ce n'est que plus tard, et à mesure que la maladie s'éloigne de l'époque de sa première apparition, que les accès acquièrent plus de durée et d'intensité. Alors ce n'est plus seulement en marchant d'un pas accéléré, en gravissant une colline, en montant un escalier, que les paroxysmes éclatent; les circonstances qui déterminent leur apparition se multiplient, et il suffit quelquefois des moindres efforts, ou d'une émotion morale un peu vive, pour provoquer leur retour. Ce n'est plus seulement le jour, et principalement le soir après le repas, que l'accès se manifeste, c'est aussi la nuit, le plus souvent après le premier sommeil; dans certains cas, par suite du seul effort que fait le malade pour se retourner dans son lit. Dans une observation de Kriegelstein, le malade ne pouvait faire vingt pas, monter un escalier de six à huit degrés, sans voir la douleur apparaître. Le mouvement qu'il faisait en s'habillant, en se déshabillant, en montant sur son lit, ou lorsqu'il était couché, en y changeant de position, suffisait pour la ramener. Du reste, comme presque tous les malades atteints de cette affection, il supportait très-bien, même à cette période de la maladie, ce que j'appellerai *l'activité passive*, c'est-à-dire le mouvement de la voiture et celui du cheval. Il survient cependant chez quelques malades un moment où ces exercices eux-mêmes leur sont interdits, et où il leur suffit de monter en voiture, d'aller à cheval, de parler, de tousser, de faire des efforts de défécation, pour reproduire l'attaque.

En même temps que les attaques deviennent plus fréquentes, elles deviennent aussi plus intenses. Leur durée n'est plus de quelques secondes ou de quelques minutes, mais elle se prolonge pendant un quart d'heure, une demi-heure, une heure, et même au delà. La douleur ne persiste pas pendant tout ce temps, avec le même caractère d'acuité, mais elle est continue, et lorsqu'elle se dissipe, au lieu de disparaître presque instantanément, comme dans le principe, elle cesse en s'affaiblissant par degrés. Elle n'est plus aussi limitée; elle gagne la partie interne du bras gauche, rarement du bras droit, ou des deux à la fois; elle s'arrête ordinairement un peu au-dessus du coude, au niveau de l'insertion du muscle deltoïde. Quelquefois cependant, elle paraît suivre le trajet du nerf cubital; elle descend à l'avant-bras jusqu'au poignet, et même jusqu'à l'extrémité des doigts. Dans un assez grand nombre de cas, elle paraît se propager au plexus cervical superficiel; elle gagne le cou, la mâchoire inférieure, l'oreille; la déglutition et la phonation deviennent difficiles, quelquefois même impossibles, comme dans l'observation de Hunter, qui ne pouvait avaler quoi que ce fût pendant l'accès. Dans quelques cas enfin, elle s'étend aux nerfs thoraciques antérieurs, et selon Laennec, détermine « une exaltation de la sensibilité de la mamelle, telle que la plus légère pression devient douloureuse. »

Pendant les paroxysmes, et quoique la suffocation semble imminente, la respiration est libre, un peu plus fréquente seulement que dans l'intervalle des accès. Les cas où l'on observe le contraire se rapportent à une affection autre que l'angine de poitrine, ou du moins que l'angine de poitrine simple. Les malades peuvent faire de fortes inspirations ; ils éprouvent même quelquefois le besoin d'inspirer profondément. Le pouls n'offre aucune modification essentielle ; il est seulement un peu plus fréquent, serré. Les urines n'offrent rien de particulier : elles sont claires, limpides ; dans quelques cas, elles sont rendues involontairement, ainsi que les selles, au moment où la douleur se déclare.

Pendant l'accès, l'attitude du malade varie : quelques-uns éprouvent du soulagement à s'appuyer contre le dossier de leur chaise, c'est-à-dire à se courber en arrière ; d'autres, au contraire, à se pencher en avant ; la plupart se tiennent debout, dans une immobilité complète. Lorsque la douleur survient la nuit, le malade se trouve bien de se placer sur son séant. La face, ordinairement rouge au début, devient pâle pendant l'accès, comme dans les coliques très-vives, les névralgies violentes, etc. Chez quelques-uns, une sueur abondante survient, des éructations se produisent, et coïncident avec la diminution d'intensité de l'accès, de telle façon que les malades chez lesquels ce dernier phénomène se montre, n'hésitent pas à lui rapporter la cessation de leurs souffrances, et attendent sa production avec impatience. Il n'est pas rare aussi de voir survenir vers la fin de l'accès une expectoration abondante de matières claires séreuses. — Dans les premiers temps, la douleur cesse subitement; le passage de la douleur au bien-être est quelquefois si prompt, que, comme le disait un malade de Parry, on ressent dans le même instant les deux extrêmes. Plus tard, elle ne disparaît plus qu'insensiblement; le paroxysme suit alors, pour se dissiper, une marche inverse à celle qu'il avait suivie pour s'établir. La douleur du sternum est la dernière à disparaître; quand elle a cessé, il ne reste plus dans la poitrine et dans les membres qu'une sensation de meurtrissure, une torpeur, un engourdissement notable; quelquefois aussi l'attaque ne laisse après elle aucun sentiment de malaise.

Dans l'intervalle des paroxysmes, et je parle ici des cas d'angine de poitrine simple, le sujet jouit en général d'une bonne santé; rien ne ferait soupçonner la maladie si grave dont il est atteint : toutes les fonctions s'exécutent bien; la respiration et la circulation sont libres; le cœur fonctionne comme dans l'état normal; le sujet mange, boit, comme auparavant; le sommeil est bon, quelquefois cependant il est troublé, inquiet.

Je me borne à ce tableau rapide de l'angine de poitrine, ou plutôt du paroxysme, car ici la description de la maladie est tout entière dans la description d'un des accès qui la composent. Je ne veux parler encore ni de sa marche, ni de sa durée, ni de sa terminaison; ce sont des points de son histoire que j'aborderai plus tard. Je vais revenir maintenant sur quelques-uns des principaux symptômes que je n'ai fait que mentionner, et chercher, par une étude plus approfondie, à en apprécier la valeur.

Douleur ternale et des membres.—Les auteurs ont accordé la plus grande importance à la douleur du sternum. «Sans douleur sternale, dit Jurine, il n'y a point d'angine de poitrine.» Beaumes prouve suffisamment la valeur qu'il lui attache, par la dénomination de *ster-*

nalgie qu'il donne à la maladie. La douleur du sternum est en effet le symptôme pathognomonique de l'angine de poitrine.

Cette douleur apparaît ordinairement d'une manière brusque, soudaine, et marque le début de l'attaque; quelquefois cependant il n'en est pas tout à fait ainsi, et le paroxysme semble avoir un autre point de départ; certains malades sont avertis de l'approche de l'accès par un état de malaise, une sorte d'inquiétude indéfinissable; tel était un de ceux dont M. Gintrac nous a fait connaître l'histoire. Chez celui qui fait le sujet de la neuvième observation de Jurine, la douleur s'annonçait avec la *sensation d'un bouillonnement* (ce sont les expressions du malade), qui du creux de l'estomac semblait monter à la poitrine. Chez M. H..., dont j'ai donné l'histoire en commençant, c'était aussi une sorte de *roucoulement d'air,* qui précédait l'apparition de la douleur du sternum. Chez un malade qui adressa son observation à Heberden, le premier symptôme de l'attaque était l'apparition de la douleur au bras gauche, un peu au-dessus du coude : en moins d'une demi-minute, elle s'étendait en travers de la poitrine, du côté gauche. Il en était de même chez un malade de Jurine, et chez un autre dont Jahn a rapporté l'observation dans le *Journal de Hufeland.* Il ne faut pas en conclure que le siége de la maladie fût dans le bras; car, comme le fait observer Jurine, il n'est pas rare de voir un accès de maladie périodique débuter par l'apparition de quelque accident sympathique ou symptomatique. Enfin dans quelques cas où l'angine était compliquée d'une affection rhumatismale, la douleur sternale ne semblait être que la conséquence de l'extension d'une névralgie concomitante; dans plusieurs, la névralgie existait à la nuque, d'où la douleur partait pour gagner le cou, la poitrine, et l'accès se produisait.

Comme je l'ai déjà dit, cette douleur est située derrière le sternum ; elle n'augmente pas par la pression ; quelquefois elle paraît s'étendre en travers de la poitrine, « le long d'une ligne qui irait d'une mamelle à l'autre, » dit Fothergill. Je n'ai vu que deux cas où la douleur fût notée comme ayant existé à droite, et ces deux cas ne me semblent pas devoir être pris en grande considération. Le premier est mentionné par Laennec, qui dit lui-même qu'il existait quelque douleur du côté gauche. Le second appartient à M. Valleix, qui le fait connaître en ces termes (*Traité des névralgies*, page 416) : « Dans un cas d'angine de poitrine observé par moi, et remarquable par la fréquence, la régularité et la violence des accès, non-seulement il n'y avait aucun signe de maladie du cœur, mais la douleur, au lieu de se faire sentir à gauche, existait vers le quatrième espace intercostal du côté droit. » Il m'est permis de douter de l'exactitude du diagnostic porté par M. Valleix, et de croire à l'existence d'une névralgie dorso-intercostale droite, plutôt qu'à celle d'une angine de poitrine ; car, ainsi que je le démontrerai plus bas en examinant les observations publiées par M. Valleix, comme appartenant à l'affection qui nous occupe, cet auteur a déjà commis cette erreur. On peut donc dire d'une manière absolue que, dans l'angine de poitrine, la douleur existe derrière le sternum, *un peu à gauche*. Et en effet, avec l'opinion que je développerai plus loin sur le siége de l'angine, l'existence de cette douleur à droite est impossible à comprendre.

Les caractères que les malades assignent à la douleur du sternum varient beaucoup, et il est assez difficile d'en bien préciser la nature. La plupart disent qu'elle est constrictive, *angoissante*, mot qui n'est pas français, mais qui fait parfaitement comprendre ce qu'il est destiné à rendre. Quelques malades la comparent à une pression violente, exercée sur le sternum, qui tendrait à l'enfoncer et à le rapprocher de la colonne vertébrale. Beaucoup d'auteurs, et Fothergill entre autres, lui donnent les noms d'aiguë, pongitive : « Dolor est torquens atque lancinans, dit *Schmidt*, interdum etiam pressivus, cum constrictione pectoris. » De l'aveu de tous les malades, cette douleur est tellement violente, qu'ils disent eux-mêmes qu'il leur serait impossible de la surmonter, et qu'ils tomberaient morts, s'ils ne s'arrêtaient sur-le-champ. Diverses observations prouvent cependant que lorsque les malades ont assez de force pour prendre le dessus, l'issue funeste qu'ils avaient prévue ne s'est pas réalisée. « Il m'est fréquemment arrivé, étant en compagnie, écrivait un malade à Héberden, de supporter la douleur sans m'en embarrasser; alors elle durait cinq à dix minutes, et cessait presque subitement. » Dans la plupart des cas cependant, lorsque le paroxysme éclate pendant la marche, le malade est forcément obligé de s'arrêter. J'aurai, du reste, occasion de revenir sur le caractère particulier de cette douleur.

La douleur des membres, du cou, des oreilles, etc., est loin d'avoir la même importance que la douleur du sternum; elle manque souvent, surtout dans les premiers temps de la maladie. Elle n'a, pas non plus, les mêmes caractères; elle se réduit en général à une sorte de torpeur, d'engourdissement des parties qu'elle affecte. Au bras, ce sont, dans la plupart des cas, des élancements légers, ou plutôt des fourmillements comparables à ceux qu'on détermine lorsqu'on vient à se heurter le coude au point où le nerf cubital le franchit.

Respiration; Circulation. — Depuis Héberden, tous les auteurs s'accordent à reconnaître que la respiration ne présente pas de modifications notables dans l'angine de poitrine. Jurine, dont l'attention s'est spécialement arrêtée sur ce point, et qui a noté l'état de cette fonction dans quatre cas, reconnaît qu'à part un peu de fréquence, il n'existe aucun trouble pendant l'accès. Toutes les fois que la respiration est profondément troublée, on peut être certain que la maladie n'est pas simple, et qu'il existe en même temps qu'elle une autre affection qui la complique, comme cause ou comme effet, ou, ainsi que je le montrerai plus tard, une extension de la maladie principale aux filets nerveux qui président aux fonctions respiratoires. Il ne faut pas oublier, en outre, que le développement de l'angine de poitrine est souvent sous la dépendance d'un principe rhumatismal ou goutteux, et qu'il n'est pas rare d'observer, chez les malades atteints de rhumatisme et surtout de goutte, une dyspnée habituelle plus ou moins prononcée.

Non-seulement la respiration est libre dans l'angine de poitrine essentielle, mais même quelques malades éprouvent le besoin de faire de profondes inspirations.

Ce que je viens de dire de la respiration, s'applique également au pouls. Il est un peu plus fréquent, plus serré, plus concentré, mais sans irrégularité, sans intermittences pendant l'accès : toutes les fois qu'il présente ces dernières particularités, on doit soupçonner une complication de la maladie. Jurine a fait, à cet égard, sur quatre malades, les mêmes observations que pour la respiration.

Je ne m'appesantis pas, du reste, sur ce point, car on peut dire qu'à cet égard il n'existe pas de dissidences entre les auteurs.

Digestion ; Sécrétion urinaire. — Les éructations qui surviennent à la fin du paroxysme sont loin d'être constantes ; cependant on les remarque dans un très-grand nombre de cas. C'est un effet sympathique qui s'explique facilement par les anastomoses qui existent entre les nerfs que nous verrons être le siége de l'angine de poitrine, et les rameaux qui vont porter l'influx nerveux, et se distribuer aux parois de l'estomac.

Cette relation sympathique du ventricule est mise encore davantage en relief par ce fait que les accès se manifestent avec beaucoup plus de fréquence et de facilité le soir, après le repas, alors que l'estomac est distendu par les aliments. On connaît ce mot d'un malade de Maquéen, qui affirmait qu'il serait guéri s'il pouvait vivre sans manger. Il faut aussi noter que, dans quelques cas, les troubles gastriques paraissent être le point de départ des accidents qui constituent l'accès.

Un phénomène sympatique que tous les auteurs ont passé sous silence, mais que je tiens à noter, car il se retrouve dans l'observation de M. H..., que j'ai rapportée au commencement de ce travail, consiste dans un malaise particulier de la vessie, pendant l'accès, que fait naître un irrésistible besoin d'uriner. Ce malaise est noté dans deux observations de Blackwall. Je rappellerai en quels termes M. H.... le décrit : « Je sens évidemment, dit-il en un point de son histoire, que voici la marche des accès : ce sont des vapeurs ou des vents qui se dégagent, pressent d'une part sur la vessie, et provoquent le besoin d'uriner, n'y eût-il qu'un demi verre d'urine à rendre ; d'autre part sur les nerfs de la poitrine.... etc. » Dans une autre circonstance il ajoute : « Toute crise même légère produit le besoin d'uriner ; de même quand ce besoin existe dans mon état de repos, la disposition au développement de la crise, au premier mouvement que je fais, est encore plus grande. » Cette même disposition se maintint pendant plus de douze années que dura la maladie ; une seule fois, dans les derniers temps, elle se changea en une rétention complète d'urine, qui persista pendant quinze heures que se prolongea l'accès.

CHAPITRE DEUXIÈME.

§ I.

HISTORIQUE DE L'ANGINE DE POITRINE,

ET REVUE CRITIQUE DES AUTEURS CITÉS OU A CITER SUR CETTE AFFECTION.

Plusieurs des auteurs qui ont écrit sur l'angine de poitrine, ont cherché, en dehors des ouvrages de médecine, les différents faits qui peuvent se rapporter plus ou moins directement à l'histoire de cette affection. Ils en ont trouvé plusieurs. Il est en effet certain que l'angine de poitrine n'est pas une maladie nouvelle; avant d'être étudiée, elle a dû faire de nombreuses victimes, et la brusque rapidité de son invasion, la nature particulière de ses douleurs, sa terminaison presque toujours foudroyante, ont dû frapper assez vivement ceux qui l'ont observée, pour qu'ils aient cru devoir la mentionner, surtout lorsqu'il s'est agi d'hommes qui, par l'éclat de leur vie, ont eu le talent de faire qu'on s'intéresse à tout ce qui les concerne, et qu'on aime à connaître jusqu'à leurs souffrances et au genre de leur mort. Sénèque, Gaspard de Schomberg, Diderot, paraissent avoir succombé à l'angine de poitrine. Nul doute qu'on ne pût, en multipliant les lectures, arriver à en citer bien d'autres.

Le passage de Sénèque[1], dans lequel ce philosophe

[1] Ce passage se trouve rapporté à la page 68 de la traduction de Parry par Matthey.

dépeint la maladie qui le tourmente, ne me paraît laisser aucun doute sur sa véritable nature. Cette brusque invasion, *brevis impetus*, si terrible qu'elle ressemble à une tempête, *procellæ similis*, est caractéristique; mais ce qui l'est surtout, c'est la terminaison assez rapide de l'accès, et la nature si particulière des douleurs. « Omnia corporis incommoda, aut pericula per me transierunt, nullum mihi videtur molestius. » Sénèque a tout éprouvé, tout souffert, mais rien ne lui a semblé plus pénible que son nouveau mal. «Aliud enim quidquid est, ægrotare est; hoc est animam agere. — Tout le reste, c'est être malade; mais ceci c'est rendre l'âme. »

Les lignes extraites de l'*Abrégé de Chronologie* de Mézeray, relatives à la mort de Gaspard de Schomberg, et citées par Jurine, sont beaucoup moins convaincantes. « Il était travaillé de fois à autre, dit Mézeray, d'une grande difficulté de respirer. Un jour, comme il revenait de Conflans à Paris, étant près de la porte Saint-Antoine, il fut saisi tout d'un coup de ce mal, et perdit la respiration et la vie. »

Une affection qui se présente avec des traits aussi saillants que l'angine de poitrine, et qui a fixé l'attention de personnes étrangères à la médecine, n'a pas dû passer inaperçue pour les gens de l'art. Il était donc à peu près certain qu'en parcourant les ouvrages des auteurs antérieurs à Héberden, on y trouverait au moins quelques traces de la maladie que l'auteur anglais a décrite. C'est ce qui est arrivé. Comme on va le voir, plusieurs auteurs anciens ont assez nettement indiqué l'angine pour qu'on puisse la bien reconnaître, et leur nombre serait sans doute plus considérable encore, si l'on relisait avec attention tout ce qui a été écrit sur l'asthme, car c'est certainement l'affection avec laquelle l'angine a le plus souvent été confondue.

Ainsi que le fait remarquer Parry, on ne trouve rien

dans Hippocrate qui se rapporte à l'angine de poitrine. Quelques auteurs ont cru pouvoir considérer la description que donne Arétée de sa seconde espèce d'angine, comme s'appliquant à la maladie qui nous occupe. (Traduction de M. Renaud, 1831, p. 13.) Mais il n'en est rien, et ce n'est réellement que dans les lignes suivantes de *Cœlius Aurelianus* qu'on en trouve quelques traces :

«Erasistratus memorat paralyseos genus et paradoxon appellat, quo ambulantes repente sistuntur, ut ambulare non possint, et tum rursus ambulare sinuntur.» (*Mor. chron.*, lib. II, cap. 1.)

Le passage suivant de Poterius nous paraît parfaitement applicable à l'angine de poitrine : « Quædam est respirandi difficultas, quæ per intervalla deambulantibus accidit. In hac fit præceps virium lapsus, propinquis tenentur niti adminiculis, alias humi corruerent; hi ut plurimum derepente moriuntur. » (*Pot. Poter. Opera omnia cum annotatione Hoffman.*, p. 302. 1698.)

Peut-être aussi doit-on lui rapporter cette forme particulière de dyspnée dont parle Fabricius Bartelleti : « Quæ in ambulationis motu erumpens, sola quiete mitescit. »

Aucun des auteurs qui ont écrit sur l'angine de poitrine ne cite Baillou, parmi ceux dans les ouvrages desquels on trouve quelques traces de cette maladie. J'ai cependant noté le fait mentionné dans le paragraphe 28 du livre Ier de ses Consultations de médecine (*Consiliorum medicinalium liber primus*, édit. de Tronchin. Genève, 1762), que son titre *de Doloribus ad sternum....* pourrait engager à rapprocher de l'angine.

« Cauponæ Gabrieli dolores atroces ad sternum, spinalem medullam decurrentes ad scoptula operta, ad mammas, ut nec in hanc, nec in illam partem corpus flecteretur.... aliquoties eos dolores perceperat, non tamen æque crudeles ac eos quos circa mensis novembris finem ferebat. Nulla tussis erat, aut perexigua. Interdiu allevatus videbatur.... noctu exacerbantur omnia : insomnes noctes ducebat ; e lecto surgebat impatiens caloris : nulla febris ; cibum capiebat.... »

Comme Baillou ne donne pas d'autres détails symptomatologiques, et que ce fait peut être considéré comme un cas de névralgie dorso-intercostale, plutôt encore que comme un exemple d'angine, je n'insiste pas, et je passe de suite à d'autres auteurs, dont les observations ne laisseront aucun doute.

F. Hoffmann. — On trouve dans son chapitre intitulé : *de Dolore cardialgico spasmodico et flatulento*, des traits nombreux qui se rapportent à l'angine, et notamment dans le paragraphe où il traite de l'influence des causes morales : *Cardialgia spasmodica ab animi affectibus*. Parmi les observations qu'il donne à la suite de sa description, plusieurs appartiennent à l'angine de poitrine, et notamment la septième, dont je ne citerai que les passages suivants :

« Tribus circiter abhinc annis, consiliarius et nobilis ex Livonia ad me valetudinarium suum statum scripsit, consilium meum efflagitans. Conquestus nempe est de immani dolore pressorio, et spasmo, circa præcordia, quo jam per aliquot annos correptus fuit : initium sumens cum extremorum frigore, ab hypocondrio sinistro ad cordis scrobiculum, sternum, pectus, dorsum, imo ad brachia se extendens, cum spirandi angustia, inquietudine, virium omnium defectione atque anxietate afflixit, quandoque mitiori gradu et haud diu insistens, etc.

Le chapitre d'Hoffmann, *de Asthmate convulsivo*, renferme également plusieurs observations qui peuvent être rapportées à l'angine de poitrine, celle entre autres qui porte le n° 11. Je ne la transcris pas ici, car elle me paraît être la même que la précédente.

Ses consultations en renferment aussi plusieurs exemples. Le mieux caractérisé est celui du n° 83 :

« Vir quidam septuagenarius, sanguineæ constitutionis, et neque tamen minus aliquot abhinc annis de dolore tensivo atque gravativo, a scrobiculo cordis per sterni tractum ascendente, ac præcordiorum anxietate spirandique difficultate stipato conqueri cœpit. Ingravescunt hæc symptomata potissimum sub quocumque corporis motu; si nimirum obambulet æger, vel scalas ascendat, vel etiam vestes induat, adeo ut sæpius penitus inter ipsum motum ab illo abstinere teneatur; et hinc quietus, ab eo symptomate prorsus immunis sit. Neque minus post cibos flatulentos assumptos, vel potam cerevisiam insignis constrictio, atque dolor circa ventriculum, atque pectus percipitur, et non nisi eructatio ructibus allevatur. »

Le cas 90, que Jurine désigne comme voisin de l'angine de poitrine essentielle, ne me paraît pas devoir être cité. Il en est de même du n° 91, *de Asthmate spasmodico et hypocondriaco*. Il a trait à un goutteux sujet à des affections cutanées. C'est un cas d'asthme, de ceux qu'on observe si fréquemment chez les individus atteints de goutte. Le seul passage qui ait pu faire croire à Jurine qu'il s'agissait d'angine est le suivant, bien plutôt applicable à l'asthme cependant : « Tandem tribus abhinc annis spiratio angusta, maxime sub ambulatione, aut ascensu per loca acclivia esse cœpit, et per intervalla levior graviorque fuit : nunquam autem penitus remisit. »

Le cas 92 offre plus d'intérêt. J'en transcris ici quelques passages à cause d'une particularité qu'il présenta, et sur laquelle j'aurai occasion de revenir.

« Persona serenissima.... octodecim abhinc annis de tensivo pectoris sinistri dolore ac angusta spiratione conqueri cœpit. Hæc symptomata, postquam satis diu duraverunt, post usum denique aquarum amasianarum remiserunt quidem, et æger illibata gavisus est sanitate; verumtamen sub fortiori corporis motu adhuc urget spirandi angustia, et singulos insuper vere vehementiore tussi; eaque humida sollicitari suevit.... » Plus tard le malade devint sujet à des palpitations de cœur tellement violentes que les assistants pouvaient les voir : « Adeo ut adstantes hunc motum ipsi videre queant. » Enfin il lui survint aussi une tumeur du testicule, dont Hoffmann parle en ces termes : « His denique molestiis ante septennium accessit tumor testiculi sinistri : qui cum novissimo abhinc biennio ad pugni magnitudinem increvit, et durus fit absque doloribus, serenissimum ægrum adhuc magis reddit sollicitum. »

Musgrave. — L'angine de poitrine étant souvent le résultat de la préexistence d'une affection rhumatismale ou goutteuse, comme tous les auteurs l'ont noté, et comme j'ai eu occasion de le voir moi-même, j'étais à peu près certain de trouver dans les anciens auteurs qui se sont occupé de la goutte, et surtout de la goutte anomale quelques traits applicables à la maladie qui fait le sujet de ce travail. Mes recherches, en ce qui concerne Musgrave, n'ont pas été sans résultats. Le chapitre x de son livre *de Arthritide anomala* se termine par sept observations, parmi lesquelles une surtout, la sixième, intitulée *Asthmatis vultum induens arthritis*, mérite d'être signalée dans cet historique.

Cette observation est assez étendue; je ne la rapporterai pas ici. Il me suffit de l'avoir signalée.

Morgagni. — Mais c'est surtout dans le grand ouvrage de Morgagni qu'on en trouve de nombreux exemples. Les lettres 4, 16, 18, 23, 24, 26, présentent plusieurs observations qui se rapportent plus ou moins directement à l'angine de poitrine. Je n'en citerai qu'une seule, celle qui fait le sujet du paragraphe XXXI de la lettre 26. Je l'emprunte à la traduction de Désormeaux.

« Une mère de famille, âgée de 42 ans, avait été pendant longtemps valétudinaire et sujette à un paroxysme qui se passait de la manière suivante. Après des mouvements violents du corps, elle était prise d'une angoisse incommode dans la partie supérieure gauche de la poitrine, avec de la difficulté de respirer, et un engourdissement du bras gauche. Tous ces symptômes éprouvaient facilement une rémission, du moment que ces mouvements cessaient. Pendant donc que cette femme, qui était passée de Venise sur le continent, se trouvait en voiture, vers le milieu d'octobre de l'an 1707, et qu'elle avait l'esprit gai, elle fut prise du même paroxysme, et elle mourut subitement dans cette voiture en disant qu'elle se mourait.

« ....Comme je soupçonnais un anévrisme à l'arc de de l'aorte, à cause de ce qui a été raconté un peu plus haut, je commençai la dissection par la poitrine. Dans les deux côtés de cette cavité était épanchée une égale quantité de sérosité, assez abondante et sanguinolente par elle-même; car j'avais remarqué qu'il n'y était point tombé de sang pendant l'ouverture du thorax. Les poumons étaient sains, si ce n'est qu'après avoir été coupés, ils regorgeaient, comme je le vis ensuite, d'une trop grande quantité de sérosité écumeuse. Le cœur était plutôt grand que petit, extrêmement dur et vigoureux. L'aorte n'était pas peu dilatée à sa courbure, tandis qu'ailleurs, dans son tronc et dans ses plus grosses branches, elle se trouvait d'une grosseur convenable; mais intérieurement, partout où on la coupait, elle était inégale çà et là, non sans de petites écailles entièrement ossifiées, ni, à plus forte raison, sans de fréquents indices d'un commencement d'ossification. En voyant cela, j'ouvris tout le tronc et les plus grosses branches, et dans le premier, depuis son origine même située derrière les valvules semi-lunaires qui étaient dures çà et là avec les principes d'un os qui devait se former, jusqu'aux artères iliaques, je remarquai les lésions qui ont été décrites. Cependant elles ne se propageaient pas à travers ces dernières, ni même à travers d'autres branches supérieures, et nommément à travers la sous-clavière, si l'on excepte la première partie de cette autre artère qui donne naissance à la carotide et à la sous-clavière droites. Portant de là mes regards vers le cœur et vers les autres vaisseaux qui lui sont attachés, je ne vis nulle part aucune lésion, si ce n'est que le tronc de la veine pulmonaire parut un peu plus gros que dans l'état naturel. Dans ce tronc, et dans le ventricule adjacent, était du sang en petite quantité, noir comme partout ailleurs, et entièrement liquide; mais il s'en trouvait assez abondamment dans l'artère pulmonaire, quoiqu'il n'y en eût pas du tout dans le ventricule droit et dans son oreillette, ce qui dépendait évidemment de ce qu'il s'était écoulé par la veine-cave, qui avait été incisée au-dessous du foie un peu auparavant. »

Rougnon, Héberden. — L'année 1768 inaugura une ère nouvelle dans l'histoire de la maladie qui nous occupe. Au mois de février parut à Besançon une brochure du docteur Rougnon, intitulée *Lettre à Lorry sur les causes de la maladie et de la mort de M. Charles.* Dans cette brochure, Rougnon rapportait une observation qui est évidemment un cas d'angine de poitrine; puis étonné de la manière subite dont était survenue la mort, il en recherchait les causes, et croyait la trouver dans l'ossification des cartilages costaux. Il ne donnait, du reste, aucune dénomination spéciale à la maladie [1].

[1] Je regrette beaucoup de n'avoir pas pu me procurer la brochure de

Quelques mois plus tard parut, dans les *Transactions médicales*, un travail d'Héberden sur le même sujet.

Quoique le cas rapporté par Rougnon soit une observation bien caractérisée d'angine de poitrine, on ne peut s'empêcher de reconnaître que c'est à Héberden que revient l'honneur d'avoir montré que cette affection méritait une place particulière dans les cadres nosologiques. S'il suffisait d'avoir publié une observation d'angine, pour faire résoudre en sa faveur la question de priorité, ce n'est pas à Rougnon, mais à Morgagni qu'il faudrait remonter. L'observation que j'ai citée, extraite du paragraphe XXXI de la lettre 26 du grand ouvrage de cet immortel auteur, est un fait aussi saillant, un cas d'angine aussi complétement dessiné que tous ceux qu'on a publiés depuis. Mais Héberden a fait plus que rapporter une observation, il a d'abord donné un nom à la maladie, et quelque impropre que soit ce nom, c'est déjà beaucoup que d'avoir montré que cette affection était tellement distincte de toutes les autres, qu'elle devait recevoir désormais une dénomination particulière; il donna, en outre, une description générale de la maladie. Cette description, que Jurine a transcrite dans son mémoire, est très-exacte, et laisse à peine quelque chose à désirer. Héberden se prononça égalemennt le premier sur la nature de l'angine de poitrine, qu'il regarde comme étant très-probablement de nature nerveuse. Les motifs sur lesquels il fonde son opinion sont en grande partie ceux qu'on invoque encore aujourd'hui, lorsqu'on

Rougnon. Elle n'existe à Paris ni à la bibliothèque de la Faculté de médecine, ni à celle de l'Institut, de l'Arsenal, ni à la bibliothèque Mazarine : quant à la Bibliothèque royale, cette brochure n'est point portée sur son catalogue; on m'avait promis de faire des recherches pour la trouver, mais elles ont été infructueuses. Je ne connais cette brochure que par la reproduction que Jurine a donnée de l'observation de Rougnon, et par l'analyse que le *Journal des Savants* en fit en 1768.

veut ranger l'angine parmi les névroses; seulement au lieu de les rapporter à Héberden, on les rapporte à Mac-Bride qui n'a fait que le copier. Ce sont l'apparition subite de la douleur, sa prompte cessation, les longs intervalles de bien-être qu'elle présente, son retour après le premier sommeil, c'est-à-dire à ce moment de la nuit où apparaissent ordinairement les affections nerveuses, le cauchemar, l'asthme convulsif, etc., enfin l'influence qu'a sur elle l'emploi des antispasmodiques.

Wall, Fothergill, Hamilton, Mac-Bride, Macqueen, Haygarth. — La publication du premier travail d'Héberden ayant éveillé l'attention, on vit paraître, en quelques années, plusieurs observations d'angine de poitrine dans les journaux anglais. Elles appartiennent aux différents auteurs dont j'ai transcrit les noms, et se trouvent traduites dans l'ouvrage de Jurine. Malheureusement, il arriva ici ce qui arrive toujours pour les maladies rares ou peu connues; on ne s'attache pas toujours à distinguer les observations vraies des observations fausses; chacun voulut citer des exemples pris dans sa pratique, et plusieurs faits entrèrent ainsi dans la science, comme faits d'angine de poitrine, qui ne présentent aucune ressemblance avec cette affection, ou sont tellement incomplètes que rien n'autorise à les regarder comme appartenant à cette maladie. — Telles sont la première observation de Fothergill, une observation d'Hamilton, qui n'est, d'après la remarque de Parry, qu'un asthme spasmodique violent; une observation de Mac-Bride, d'Hooper, de Johnstone, de Jahn, mais surtout de Haygarth. Cette dernière, qu'on s'étonne de trouver reproduite dans les ouvrages de Jurine et de Desportes, est un cas d'abcès du médiastin, avec persistance de la douleur, réaction vive, etc.

« Aussitôt, dit Wichmann en parlant de cette époque, que quelqu'un se plaint maintenant d'une gêne, d'une constriction de la poitrine, ou d'une courte haleine, on désigne tout de suite l'angine de poitrine, et on écrit une observation sous ce nom. »

Elsner, Butter, Stoeller, Kriegelstein, Schmidt, Schoeffer, Wichmann, etc. — Les médecins allemands, dont les travaux sont postérieurs à ceux des médecins anglais de quelques années, ont été à peu près unanimes à regarder avec Butter l'angine de poitrine comme de nature rhumatismale et gouttense. Wichmann seul, ou du moins le premier, s'est élevé contre cette opinion. Son travail est intéressant, surtout pour l'époque à laquelle il a été publié, et justifie la distinction dont M. J. Bourges l'a honoré, en en traduisant des fragments étendus dans le *Journal général de Médecine, de Chirurgie et de Pharmacie* (tome xxxix, page 429-434).

Parry. — C'est à Parry qu'est dû, sinon l'idée, du moins le développement de l'opinion qui veut que l'angine de poitrine soit constamment le résultat de l'ossification des artères coronaires. Le travail de Parry, dont Murray nous a donné une traduction (*Recherches sur les symptômes et les causes de la syncope angineuse*, 1806), contient trois observations particulières à l'auteur, et qu'il rapproche de quelques faits que lui communiqua le docteur Jenner, auquel est due l'idée première de la théorie soutenue par Parry. Nous verrons plus loin quelle est sa valeur.

Parry trouve que l'angine de poitrine présente la plus grande analogie avec la syncope telle que l'a décrite Cullen; qu'elle ne diffère de la syncope ordinaire qu'en ce qu'elle est précédée d'un rare degré d'anxiété ou de douleur dans la région du cœur; il lui donne, en conséquence, le nom de syncope angineuse (*syncope angens*, ou *anginosa*), et la fait rentrer dans le genre syncope de la classification du nosologiste anglais.

Baumes. — *Les Annales de la Société de médecine pra-*

tique de Montpellier (octobre et novembre 1808) contiennent deux mémoires de M. Baumes sur l'angine de poitrine, pour laquelle il propose le nom de *sternalgie*, que quelques auteurs ont employé depuis, sans cependant l'adopter exclusivement. M. Baumes dit qu'on pourrait également appeler cette affection *asthme sternal*, ou *apnose*. Il la classe dans le genre des *algies*, entre *l'œsophalgie* et *la gastéralgie*.

Après avoir décrit la maladie, Baumes passe en revue les différentes opinions émises sur sa nature, et semble les adopter toutes. C'est ainsi que d'abord il donne une explication assez spécieuse de la manière dont a pu survenir la mort, par suite de l'ossification des cartilages costaux, dans les cas où cette ossification a été rencontrée. Plus loin il semble partager l'opinion de Parry, et considère l'ossification des artères coronaires comme la cause de l'angine, faisant remarquer que dans les cas où cette ossification a paru manquer, elle a pu échapper; plus loin encore il se range à l'opinion d'Héberden, que l'angine est le résultat d'un spasme du cœur; enfin, faisant observer qu'on a souvent trouvé, chez les individus morts de cette affection, le sang séreux, non coagulable, il dit que, si on pouvait admettre des décompositions primitives, spontanées du sang, il ne faudrait pas chercher d'autre cause à l'angine de poitrine.

Baumes a fait au traitement de la sternocardie l'application de ces idées chimiques, qui l'ont constamment dirigé dans l'étude des maladies. Il a proposé d'employer l'acide phosphorique en limonade dans le but de détruire les ossifications des artères coronaires et des cartilages des côtes, qu'il regardait comme à peu près constantes à une certaine époque de la maladie, et comme inaccessibles aux moyens de traitement conseillés dans cette affection. Baumes, on le voit, avait devancé ces chimistes de nos jours qui, admettant que tout se passe dans le corps humain comme dans une cornue, prévoient les réactions qui vont se faire dans nos organes, et croient ingénument qu'une concrétion calcaire existant dans les mailles d'un tissu, il va suffire d'introduire dans l'économie quelques gouttes d'un acide pour amener la formation d'un sel, et son élimination, si ce sel est soluble : étrange médecine, qui doit faire tressaillir d'aise la grande ombre de Paracelse!

Brera, 1810 (*de la Sternocardie, maladie vulgairement connue sous le nom d'angine de poitrine;* traduit de l'italien par M. Gauthier. *Journal général de médecine,* tome XLII, page 400). — Dans ce travail, le médecin de Padoue donne une explication nouvelle de l'angine de poitrine; il la considère comme le résultat d'une paralysie momentanée du cœur, due à la compression de cet organe par la tuméfaction du foie. Je dirai plus bas ce que vaut cette explication; je me bornerai ici à examiner les faits que Brera cite à l'appui de son opinion.

Dans la première observation, c'est un homme âgé de soixante-deux ans, qui était sujet, depuis plusieurs années, à des oppressions fréquentes, revenant par accès. Au 1er octobre 1804, l'oppression devient plus fréquente et plus grave; le malade éprouve une douleur pongitive sous la mamelle gauche, suivie d'une douleur vive au bras, avec engourdissement consécutif. Il meurt le 23, pris d'une violente douleur de tête, qui lui fit perdre connaissance. — On trouva à l'autopsie un anévrisme des cavités droites du cœur. « Le foie, considérablement grossi et durci, dit Brera, était transporté hors de sa place naturelle, et était venu occuper totalement le creux de l'estomac. Son lobe gauche était élevé de manière à maintenir soulevée avec force la face postérieure-inférieure du cœur, et à retenir ce viscère dans un état de compression totale. »

Ce fait n'offre pas les caractères de l'angine de poitrine ; mais, en admettant même que *cette douleur pongitive sous la mamelle gauche, suivie d'une douleur aigüe au bras,* dût être rapportée à l'affection qui nous occupe, il ne serait encore nullement prouvé que l'angine était le résultat de la compression du cœur par le foie; il existait un anévrisme de l'oreillette et du ventricule droit qui suffirait pour expliquer la production de la *sternocardie.* Je n'ai pas besoin de faire remarquer l'exagération de ce prétendu déplacement du foie, *qui était transporté hors de sa place naturelle.* Ce n'est peut-être qu'une négligence du traducteur.

La deuxième observation de Brera ne doit pas même être mentionnée comme fait d'angine de poitrine. Il s'agit d'un homme de quarante ans, adonné aux boissons fortes, qui « fut assailli subitement, dans la nuit du 5 octobre 1805, d'un étouffement, et tomba mort presqu'à l'instant. On apprit qu'il était indisposé depuis plusieurs jours, et sujet depuis assez longtemps à des mouvements convulsifs de la poitrine. » On trouva le foie volumineux, rouge, ayant refoulé le poumon et comprimé le cœur.

Lorsque l'on songe que Brera trouve dans les seuls détails que nous venons de donner *les principaux phénomènes regardés comme caractéristiques de l'angine de poitrine,* on est tenté de croire que l'affection à laquelle il donne ce nom n'est pas celle que les auteurs ont décrite.

Les autres observations de Brera n'ont pas plus de valeur. Dans la cinquième, il est question d'une jeune fille de vingt-cinq ans, qui éprouvait un malaise général, avec sentiment de plénitude et d'oppression à la région précordiale, douleur pongitive à gauche, chaleur, fièvre, etc.; c'était sans doute un cas de péricardite aigüe, et non de sternocardie.

En dernière analyse, toutes les observations de Brera sont à rayer de l'histoire de l'angine de poitrine.

CARRON, 1811. — Le mémoire de M. Carron d'Annecy, sur l'angine de poitrine (*Journal général de médecine*, 645), est un document précieux pour l'histoire de cette affection, autant à cause du grand nombre d'observations qu'il renferme, que de la valeur particulière de la plupart d'entre elles.

Ce travail contient neuf observations, dont sept, les 1re, 4e, 5e, 6e, 7e, 8e et 9e, me paraissent à l'abri de toute contestation. La première est le cas d'angine essentielle le mieux caractérisé que je connaisse; c'est aussi celui que je citerai, lorsque j'aurai à fournir un exemple de cette espèce particulière et assez rare d'angine de poitrine. La cinquième, indépendamment de l'intérêt qu'elle présente comme cas bien tranché d'angine, en tire un très-grand encore d'une particularité anatomo-pathologique, que l'auteur n'a malheureusement fait connaître que d'une manière vague et brève il y est question de végétations vénériennes qui auraient été trouvées dans les gros vaisseaux[1].

Il est bien à regretter que la deuxième et la troisième ne soient pas aussi irréprochables, car, comme elles ont pour sujet deux individus appartenant à la même famille que le malade auquel se rapporte la première, elles auraient peut-être pu fournir quelque éclaircissement à la question de l'hérédité de l'angine. Rien ne prouve

[1] On trouve aussi, dans le premier volume du *Journal de médecine* de Corvisart, une observation dans laquelle, si mes souvenirs sont exacts, on reconnut dans le cœur, non-seulement des excroissances de nature syphilitique, mais encore une ulcération qui avait détruit la base d'une des valvules auriculo-ventriculaires gauches, de telle façon que celle-ci tenait à peine par un point, et pendait dans la cavité ventriculaire. Le sujet était mort assez rapidement, et avec tous les signes d'une affection du cœur.

qu'il ne s'agissait pas dans la seconde d'une maladie du cœur. Les caractères de l'angine étaient très-peu marqués, tandis qu'il y avait un œdème presque général, une oppression habituelle, de la suffocation lors du décubitus gauche, etc.; le malade mourut subitement, mais l'autopsie ne fut pas faite. Quant à la troisième, les détails n'en sont pas assez précis, pour qu'on reconnaisse avec certitude un cas d'angine, et qu'on n'admette pas plutôt l'existence d'un asthme. Les accès revenaient la nuit, étaient assez longs, et se terminaient par des sueurs, ou par une expectoration épaisse. La médication triompha de la maladie, bien que le sujet fût âgé de 70 ans. Ces deux observations m'ont donc paru devoir être élaguées, comme incomplètes.

Desportes, 1811. — L'ouvrage de M. Desportes est la première monographie complète de l'angine de poitrine qui ait été publiée en France. Elle contient dix-neuf observations, empruntées pour la plupart aux auteurs anglais : deux seulement appartiennent à M. Desportes. C'est dans cet ouvrage qu'on trouve développée pour la première fois l'opinion, aujourd'hui généralement adoptée en France, qui assimile l'angine de poitrine aux névralgies. Pour M. Desportes, c'est une névralgie du pneumo-gastrique, qui s'étend ensuite aux plexus pulmonaires et cardiaques, et va alors déterminer des lésions plus ou moins notables des organes auxquels ces plexus se distribuent.

Comme j'aurai occasion de revenir dans le cours de ce travail sur la valeur de cette théorie, aussi bien que sur les deux espèces d'angine que M. Desportes admet, et sur les trois stades qu'il reconnaît à la marche de cette affection, je ne m'y arrête pas ici. Je dirai seulement, et pour m'en tenir à la forme de l'ouvrage, que sa lecture est rendue fatigante par la multiplicité de paragraphes que l'auteur a placés les uns à la suite des autres, sans aucune division générale, ni indications particulières; tout cela est confus.

Millot, 1812 (*Dissertation sur l'angine de poitrine.* Thèse de la Faculté de Médecine de Paris, n° 90, an 1812). — Cette thèse ne renferme rien de particulier, si ce n'est une observation recueillie par l'auteur à l'Hôtel-Dieu. Cette observation est relative à une jeune fille, âgée de 20 ans, qui, à la suite de troubles dans la menstruation, éprouvait depuis trois années des accidents qui appartiennent à l'hystérie, et non à l'angine de poitrine. Les deux passages suivants suffiront pour légitimer cette assertion. « Au commencement de la dix-neuvième année, dit l'auteur, des bouffées de chaleur commencent à se propager de la partie inférieure du sternum au visage, se dissipent promptement, et reviennent plusieurs fois dans la journée, pendant trois semaines environ; puis quinze jours après, un paroxysme s'annonce par des vertiges, un étourdissement violent, avec menace de suffocation, sentiment de constriction intérieure et de strangulation au-dessus du sternum.... »

Ces accidents revinrent ainsi pendant plusieurs mois, puis se dissipèrent en partie : la malade retourna chez elle; mais bientôt ces accès se reproduisirent, et elle rentra à l'Hôtel-Dieu. Le surlendemain de son entrée, la malade ayant voulu se lever, éprouva une attaque avec douleur très-aigue au sternum, strangulation, vertiges, perte de connaissance, stupeur, mort apparente, etc. Ce ne fut que le lendemain soir que la malade revint à elle, malgré l'emploi de moyens nombreux.

Jurine, 1815. — Le mémoire de cet auteur sur l'angine de poitrine, mémoire couronné par la Société de Médecine de Paris, au concours ouvert en 1809, sera toujours consulté avec fruit par quiconque traitera le sujet qui nous occupe. A l'époque où il fut écrit, c'était le travail le plus complet qu'on possédât encore sur la matière. Sans être une œuvre de pure compilation, car Jurine avait fréquemment observé l'angine de poitrine, c'est cependant moins un travail *ex professo*, qu'une sorte de revue dans laquelle l'auteur semble avoir eu pour but de dresser, s'il m'est permis de m'exprimer ainsi, l'inventaire de la science. On y trouve trente et quelques observations, dont seize appartiennent à l'auteur; les autres sont empruntées, pour la plupart, aux médecins anglais. Le mémoire de Jurine aura toujours cela d'avantageux, qu'il renferme un grand nombre de faits, et qu'il offre réunies et traduites beaucoup d'observations qu'il faudrait chercher dans les ouvrages étrangers. J'avoue que sous ce rapport il m'a rendu de grands services.

Le mémoire de Jurine n'est pas à l'abri de tout reproche. L'obligation qu'il s'est imposée, au sujet de chaque chapitre, par exemple en ce qui touche la description de la maladie, de rapporter les passages des principaux auteurs, en rend la lecture très-fatigante. Le chapitre des complications est également des plus défectueux. Jurine se borne à rapporter toutes les observations qu'il a pu recueillir, et dans lesquelles l'angine existait conjointement avec une autre affection (*angine de poitrine précédée d'une affection organique du cœur;* 30e observation); ou avec une lésion découverte à l'autopsie (*angine de poitrine compliquée d'une adhérence du cœur au péricarde;* 20e observation), ou bien même un simple trouble fonctionnel (*angine de poitrine compliquée de dyspnée, de palpitations et d'irrégularités dans le pouls;* 21e observation).

Ce n'est pas ici le lieu d'examiner l'opinion de Jurine sur la nature de l'angine de poitrine: j'y reviendrai plus tard; je dirai seulement qu'il considérait cette affection comme essentiellement nerveuse, dans son état de simplicité; c'était, selon lui, une névrose des plexus pulmonaires, jointe à une faiblesse naturelle des poumons qui, dérangeant l'exercice des fonctions respiratoires, nuisait à l'oxigénation du sang, et suspendant tout à coup l'influx nerveux, dans certains cas, amenait la mort subite par asphyxie.

Sur le grand nombre d'observations que renferme le mémoire de Jurine, il n'en est guère que deux ou trois que j'ai dû rejeter comme n'appartenant pas à l'angine de poitrine. De ce nombre est l'observation d'Haygarth dont j'ai déjà parlé, et qu'il range parmi les cas d'angine compliquées, sous le titre d'angine de poitrine *dépendante* de l'inflammation du médiastin. Je suis encore à me demander comment un observateur comme Jurine, qui a tant et si bien vu la maladie qu'il décrit, ne s'est pas aperçu de l'erreur dans laquelle il est tombé.

Je ne terminerai pas ce paragraphe sans faire remarquer ce qu'il y a de douloureux dans ce décret de la destinée, qui a voulu que ce nom vénéré de Jurine, qui appartient déjà à l'histoire de l'angine de poitrine par un succès, lui appartînt une seconde fois, quelques années plus tard, par un malheur. On sait en effet que l'illustre praticien de Genève a succombé, en 1819, à la cruelle maladie qu'il avait si bien étudiée.

J. J. Fontaine (*Essai sur l'angine de poitrine*. Thèses de Montpellier, n° 41, 1819). — Ce travail n'ajoute rien à l'histoire de l'angine de poitrine. La seule observation que l'auteur rapporte, et qu'il présente comme un cas d'angine de poitrine essentielle, est une observation d'asthme bien caractérisé, survenu chez un homme âgé de 35 ans, qui avait eu souvent des coryzas et des catarrhes pulmonaires, et qui était né d'un père asthmatique. Le premier accès eut lieu pendant le cours d'une aphonie subite, due à la suppression de la transpiration. Depuis ce temps le malade avait conservé « une gêne de la respiration qui devenait des plus laborieuses toutes les fois qu'il s'exposait à l'impression d'un air froid.... » Cet état s'accompagnait d'une petite toux, avec une expectoration légère d'une matière muqueuse, sans consistance. Un jour l'accès se reproduisit en marchant contre le vent. Les accidens qui consistaient en « une constriction douloureuse avec gêne de la respiration des plus fortes, » se dissipèrent dès qu'il fut rentré chez lui. Pendant longtemps, le malade vit le resserrement de la poitrine et la gêne de la respiration reparaître sous l'impression de la fraîcheur et de l'humidité des soirées ; cependant il finit par guérir.

Jemima. — Le seul document fourni par ce praticien se réduit à une observation insérée dans les journaux italiens, et reproduite dans la *Revue médicale* (1820, 5e livraison, page 98). C'est un cas d'angine bien caractérisé, mais qui n'offre rien de particulier, si ce n'est toutefois, à une certaine époque de la maladie, l'extension de la douleur non-seulement aux deux bras, mais aussi aux cuisses, et surtout au gras des jambes, « qui étaient, dit l'auteur, tellement engourdies, que le malade ne les remuait qu'avec peine. »

Kleefeld. — On trouve dans une analyse des journaux étrangers de la *Revue médicale* (t. i, 1824) la relation d'une épidémie d'angine de poitrine, observée par le docteur Kleefeld à Dantzick.

La lecture de cette relation suffira pour montrer que si l'affection observée par M. Kleefeld offre quelques caractères qui la rapprochent de l'angine de poitrine, elle en présente un grand nombre d'autres qui l'en éloignent.

« Les malades étaient pris tout à coup d'un resserrement de la poitrine, d'une douleur poignante derrière le sternum, d'étouffements, de chaleur et de douleurs qui se prolongeaient jusque dans les épaules et dans les bras. Quelquefois ces symptômes étaient accompagnés de frisson; mais plus fréquemment aussi le frisson manquait. Quelques-uns, et ce ne fut point le plus grand nombre, expectoraient du sang; presque tous étaient incommodés d'une toux vive et de chaleur brûlante à la poitrine. Les malades les plus avancés en âge éprouvaient ces derniers symptômes avec plus d'intensité que les jeunes sujets.

« Un symptôme presque constamment marqué fut de l'étourdissement de temps à autre; quelquefois la douleur cessait d'une manière périodique, mais alors le sentiment de la douleur antérieure restait toujours, soit dans le côte droit, soit dans le côté gauche, et se prolongeait jusque vers le creux de l'estomac. La douleur de tête fut, ainsi que le battement des artères temporales, remarqué chez tous les malades. Il en fut de même pour la rougeur de la face et le brillant des yeux; la constipation accompagnait toujours aussi la maladie; cependant on observa une fois la diarrhée. La fièvre ne manquait pas de se déclarer et de prendre la forme rémittente. L'urine récemment excrétée et briquetée était assez claire, mais, par le repos, elle s'épaississait et devenait trouble; avec le temps aussi, il s'y formait des flocons muqueux, qui déposaient en prenant une consistance mucilagineuse.

« Le pouls n'a donné sur aucun malade des signes sur lesquels on pût compter, vu que tantôt il était petit, dur et précipité, tantôt il était mou et lent, tantôt réglé, tantôt variable. La langue était plus ou moins chargée et humide selon les sujets; mais chez tous l'appétit était aboli, et chez le plus grand nombre, la bouche ressentait un goût d'amertume; dans quelques cas rares, elle était recouverte d'un enduit muqueux; chez tous les malades la soif était inextinguible, et tous demandaient des boissons froides; la chaleur exaspérait les douleurs de la poitrine par son passage dans l'œsophage. L'esprit était chez le plus grand nombre très-agité, et leur inquiétude des plus grandes. Une seule femme enceinte de 7 mois se plaignit surtout de très-fortes douleurs au cœur; quelques malades transpiraient beaucoup, mais sans amendement pour leur état : chez certains, au contraire, la peau était sèche, sans chaleur; cependant chez deux malades, il parut s'opérer, après la septième nuit, une crise au moyen des sueurs qui durèrent pendant douze heures consécutives, à la suite desquelles ils entrèrent en convalescence.

« Dans la première période, M. Kleefeld avait recours, sans distinction de sujets ni symptômes, au traitement antiphlogistique. Chez trois jeunes femmes, il fut obligé à recourir à deux saignées successives, à la suite desquelles les symptômes alarmants se calmèrent. Le sang était toujours peu pourvu de serum; il n'offrit non plus jamais de couenne inflammatoire.

« Dans les fortes douleurs et resserrements de la poitrine, M. Kleefeld appliquait toujours des vésicatoires, desquels il se loue beaucoup; dans les douleurs faibles, il se bornait aux liniments. Quant au traitement intérieur, il fit usage du tartrate antimonié de potasse et du tamarin, pour tenir le ventre libre; et lorsque la toux était trop forte, il donnait l'extrait de jusquiame, quelquefois des vomitifs pour faciliter l'expectoration.

« La convalescence était, chez le plus grand nombre des malades, très-rapide; quelquefois cependant elle se prolongeait un peu. Aucun des malades soignés par M. Kleefeld n'eut de rechutes; il n'eut aussi à déplorer aucune perte. »

Koutchofski. (*Dissertation sur l'angine de poitrine; Journal de médecine militaire de Saint-Pétersbourg*, 3e vol. — *Bulletin des sciences médicales,* par M. Ferussac, 1824, t. viii, p. 57). — M. Koutchofski conclut, de deux observations rapportées dans ce travail, que l'angine de poitrine dépend d'une altération organique du cœur et des parties environnantes, et qu'elle ne doit pas être regardée comme une maladie spéciale, mais comme un ensemble de symptômes, une dyspnée symptomatique, révélant une des nombreuses maladies dont le cœur peut être affecté.

Les deux observations de M. Koutchofski sont loin d'être des cas d'angine de poitrine bien caractérisés. Dans la première, il s'agit d'un officier âgé de 35 ans, ayant l'habitude des liqueurs fortes, qui voit mourir sa sœur, et éprouve une cessation subite du mouvement ordinaire du cœur, avec oppression dans la poitrine. Douleur précordiale, évanouissements, maux de tête, mains froides et bleues, etc. Ces accès se répétèrent d'abord une fois par jour, puis deux, et se prolongèrent pendant quarante minutes. Le sujet en eut dix-sept en tout, puis il mourut. A l'autopsie, on trouva le tissu pulmonaire apoplectique. Le cœur avait conservé sa couleur et son volume habituels; les artères coronaires étaient dilatées, et pleines d'un sang bleu ; toutes les autres parties du cœur étaient saines. Les ventricules renfermaient des concrétions polypeuses.

Ce fait n'a aucun rapport avec l'angine de poitrine; c'est un cas d'apoplexie pulmonaire, à la suite de congestions répétées, qui s'explique facilement par l'intempérance habituelle du sujet, et par l'émotion violente qu'il ressentit tout à coup. De toute façon, il n'appuie nullement les opinions de l'auteur, puisque celui-ci prétend que l'angine de poitrine est toujours symptomatique d'une affection du cœur, et qu'ici cet organe ne présentait aucune autre lésion, qu'une dilatation des artères coronaires, dilatation due évidemment à la gêne de la circulation.

La deuxième observation offre des caractères un peu plus tranchés. Elle est relative à un officier d'artillerie, âgé de 30 ans, à passions vives, qui, ayant reçu une fâcheuse nouvelle, ressentit aussitôt de l'oppression dans la poitrine, avec douleur au bras et à l'épaule gauche, léger évanouissement, sueur froide. Les accès revenaient une et deux fois par jour, surtout le soir et la nuit; ils duraient plusieurs minutes. L'état du sujet parut s'améliorer d'abord, puis il s'aggrava, et la mort survint au bout de deux ans. L'autopsie permit de constater la présence d'une quantité considérable de sérosité dans les plèvres et le péricarde. Le cœur était très-volumineux; les vaisseaux qui en partent, ou qui s'y rendent, étaient sains. Le ventricule gauche était extraordinairement dilaté, et ses parois amincies. Les artères coronaires étaient gonflées et dilatées.

Bruckmann, 1826. — Le *Journal complementaire des sciences médicales*, tome xxiv, année 1826, contient, sous le titre d'*Observations et faits de médecine pratique*, un cas d'*angine de poitrine* que quelques circonstances rendent intéressant. L'auteur de cette observation, le docteur Bruckmann, de Brunswick, en est lui-même le sujet. Il était âgé de 71 ans, lorsqu'il ressentit les premières atteintes de sa maladie. Elle débuta par trois accès, qui vinrent à la distance de quelques semaines l'un de l'autre; puis l'attaque reparut toutes les nuits après le premier sommeil; elle durait d'un quart d'heure à demi-heure. La maladie persista de cette façon pendant plus d'un mois, et disparut ensuite. Il y avait dix ans que le docteur Bruckmann était débarrassé de cette affection, lorsqu'il écrivit son histoire.

Ricotti, 1826. (*Histoire d'une angine de poitrine.* Lettre de M. le docteur Ricotti au docteur Ricci. — *Repert. di medicina,* décembre 1826.—Bulletin des sciences médicales, t. xii.) — La lettre de M. Ricotti contient une observation d'angine de poitrine bien caractérisée; le malade mourut. Autopsie : « Le cœur, dit M. Ricotti, était flasque et d'une couleur pâle; il n'avait pas sa forme ronde; mais il était comprimé et ressemblait en quelque sorte à un sac vide; il présentait vers sa pointe, sur la surface antérieure, une tache blanchâtre; les poumons étaient gorgés de sang d'une couleur noirâtre; le foie était très-gonflé, et d'un rouge foncé. On n'a pas fait d'autres recherches, parce qu'il était évident, dit l'auteur, que le cœur irrité depuis longtemps était pressé et comprimé par le foie très-volumineux, qui refoulait en haut le diaphragme, de telle sorte qu'après avoir donné lieu plusieurs fois à des contractions spasmodiques du cœur, cet organe finit par se paralyser et par causer la mort. »

M. Ricci, dans sa réponse, après avoir fait observé qu'en Italie presque tous les observateurs se rallient à l'opinion de Brera, cherche à s'expliquer l'intermittence des phénomènes qui ont lieu dans l'angine, en les rapportant au cœur même. Il suppose que cet organe se trouve irrité, aussitôt que ses membranes, et par conséquent ses nerfs, sont excités par une condition extraordinaire du stimulant qui lui est propre, c'est-à-dire par le sang, qui est surchargé de phosphate calcaire, et arrive en contact avec les parois du cœur. Alors cellesci se contractent spasmodiquement jusqu'à ce que des couches osseuses s'étant formées sur ces parois, ou sur les membranes des vaisseaux voisins, le viscère s'accoutume à ce stimulant étranger; le phénomène morbide se renouvelle chaque fois que de nouvelles couches osseuses viennent se déposer sur ces parties.

Martinet. — Il me paraît impossible de regarder comme appartenant à l'angine de poitrine l'observation que renferme le compte rendu de la clinique de M. Récamier, publié par M. Martinet dans la *Revue médicale* (1826). Je démontrerai plus tard à quelle affection appartient ce fait. Rapproché de quelques autres, il me permettra, je l'espère, de bien établir les caractères d'une maladie que la plupart des auteurs ont confondue jusqu'à ce jour avec l'angine de poitrine; c'est la *névralgie diaphragmatique*.

RÉCAMIER, 1828. — Le journal *la Clinique* contient une observation d'angine de poitrine recueillie à l'Hôtel-Dieu, dans le service de M. Récamier. Je citerai plus bas cette observation.

Ce fait paraît avoir servi de texte à une leçon clinique de M. Récamier. Il est à regretter que les opinions professées par ce médecin n'aient pas été rendues avec plus de clarté. Nous avons cru comprendre cependant que M. Récamier ne serait pas éloigné de considérer l'angine comme le résultat d'une inflammation de la membrane interne du cœur. Nous ne nous arrêtons pas à cette opinion, qu'il nous serait si facile de combattre, et qui d'ailleurs n'est pas exprimée avec assez de netteté pour que nous puissions affirmer l'avoir exactement saisie.

TÉALLIER. — On trouve dans le *Bulletin des travaux du cercle médical de Paris*, septembre et octobre 1826, un mémoire de ce praticien distingué, sur l'angine de poitrine, pour laquelle il propose le nom de *pneumogastralgie*. Ce mémoire est basé sur une observation fort remarquable, dont je citerai plus bas un extrait, dans laquelle on voit l'angine se développer, en quelque sorte par voie de continuité, à la suite de névralgies diverses qui, depuis plusieurs années, se succédaient chez la même personne.

ASTÈS, 1828. (*Essai sur l'angine de poitrine*. Thèses de Montpellier, n° 50, 1828). — C'est un travail de pure compilation, sans idées nouvelles, sans observations particulières, et dont la lecture ne m'a pas même fourni l'occasion de prendre une seule note.

PIORRY, 1833. — M. Piorry a publié dans sa *Clinique médicale* et dans le *Bulletin clinique* (n° 9, 1836), plusieurs faits relatifs à l'angine de poitrine. Les conclusions auxquelles cet auteur arrive sont les suivantes : il établit « que la maladie, désignée sous le nom d'angine de poitrine, ne dépend pas le plus souvent d'une maladie du cœur, qu'il peut en être ainsi dans quelques cas, mais qu'alors il y a coïncidence d'un état névralgique de cet organe et d'une lésion organique; que le plus souvent les symptômes, dits angine de poitrine, consistent dans une névralgie des nerfs thoraciques, du plexus brachial, et du nerf cubital. »

J'examinerai en son lieu la valeur de l'opinion professée par M. Piorry; cette opinion est fondée sur une erreur de diagnostic; les faits sur lesquels elle est établie ne sont pas des observations d'angine de poitrine; il me suffira d'en citer un, tel que son auteur le rapporte, pour prouver ce que j'avance ici.

Gintrac, 1835. — Le *Journal de la Société de médecine de Bordeaux* renferme un mémoire de M. le professeur Gintrac, mémoire inséré depuis dans ses *Fragments de médecine clinique et d'anatomie pathologique*, qui mérite d'être pris en très-grande considération dans l'histoire de l'angine de poitrine. Pour M. Gintrac, l'angine est presque toujours un épiphénomène de l'aortite; elle peut être dans quelques cas essentiellement nerveuse, mais le plus souvent elle est symptomatique d'une affection irritative de l'origine de l'aorte. M. Gintrac base son opinion sur l'examen des faits; il montre que dans la plus grande partie des observations suffisamment détaillées que possède la science, et dont le nombre s'élève à plus de trente, on a trouvé l'aorte constamment malade, dilatée, épaissie, cartilagineuse, offrant des ossifications, présentant les traces d'une inflammation évidente, ayant les vaisseaux de ses parois injectés, sa membrane interne rouge, rugueuse, ulcérée, etc. M. Gintrac cite ensuite deux observations d'angine de poitrine bien caractérisée. Dans la première, l'autopsie a permis de constater la lésion de l'aorte diagnostiquée dix ans auparavant. Quatre excavations profondes ou dilatations anévrismales existaient à l'origine de ce vaisseau, un peu au-dessus des valvules sygmoïdes; les parois de l'aorte étaient épaissies, rougeâtres, injectées; la membrane interne inégale, rugueuse; entre elle et la membrane moyenne on distinguait des plaques minces, osseuses et fibro-cartilagineuses.

Je reviendrai sur l'opinion professée par M. Gintrac; je me bornerai, dans cet historique, à dire qu'il est fâcheux de voir un travail comme celui-ci enfoui dans un recueil aussi peu répandu que l'était de son vivant le *Journal de la Société de médecine de Bordeaux :* il en résulte que le mémoire de M. Gintrac n'est pas connu comme il mériterait de l'être; il a échappé aux recherches ordinairement si complètes de MM. Monneret et Fleury; il n'en est pas une seule fois question dans l'article *Angine de poitrine* de leur vaste *Compendium.* Bien plus, M. Corrigan a publié, en 1838, dans le *Journal de Dublin,* un mémoire où sont développées toutes les opinions émises par M. Gintrac; ce mémoire a été traduit en français, publié dans les *Archives de médecine* (1838), annoté même par les rédacteurs de ce recueil, et le nom de M. Gintrac n'est pas même prononcé une seule fois dans ces différents écrits.

Greenhow. — J'aurai l'occasion de citer l'observation de ce praticien dans la suite de ce travail. Elle est extraite des journaux anglais, et a été publiée dans la *Gazette médicale* (t. vi, p. 328, 1838), sous le titre d'*Angine de poitrine, compliquée d'une maladie particulière de la main gauche.*

Corrigan. — M. Corrigan, comme je l'ai dit, n'a fait que développer l'opinion soutenue trois ans auparavant par M. Gintrac, que le groupe de symptômes connu sous le nom d'angine de poitrine est, dans la grande majorité des cas, sous la dépendance d'une inflammation de la membrane qui tapisse l'origine de l'aorte.

Ce travail contient huit observations; je ne veux point en faire ici l'examen; il a été fait avec autant d'exactitude que de sévérité par M. Valleix, dans les remarques qu'il a jointes à la traduction du mémoire de M. Corrigan (*Archives générales de Médecine*, 1838, t. I, p. 71). Je me contenterai de transcrire les conclusions par lesquelles M. Valleix termine :

« De tout ce que nous venons de dire, il nous paraît donc résulter : 1° que, parmi les observations de M. Corrigan, il n'en est pas une seule qu'on puisse citer comme un cas d'angine de poitrine; 2° que, même dans ce cas, il est bien loin d'être prouvé que la cause de l'angine ait été réellement la lésion de l'aorte. »

Sc. Bernard. — M. Sc. Bernard, que j'ai tout lieu de croire ne pas être médecin, a publié dans la *Gazette médicale* (1839, p. 445) une observation dont il est lui-même le sujet, et qu'il m'est impossible de considérer comme un cas d'angine de poitrine. C'est encore un de ces faits de névralgie thoraco-brachiale, qui, présentant par le siége de la douleur, par l'instantanéité de son début quelque ressemblance avec l'angine, ont souvent été confondus avec elle. L'exercice et la marche, au lieu de ramener les douleurs, en retardaient les attaques, et en affaiblissaient la violence; les changements atmosphériques, et surtout le renouvellement des saisons, les provoquaient au contraire. Les accidents débutaient par une vive douleur à la région précordiale; cette douleur s'irradiait ensuite à la poitrine, au bras, au cou, et jusqu'à la tête; tout le côté gauche du thorax était douloureux, au point que le malade ne pouvait se coucher dessus sans augmenter ses souffrances. Les repas, au lieu de faciliter l'apparition de l'accès, comme cela s'observe, d'une manière constante, dans l'angine de poitrine, produisaient au contraire une diversion salutaire. Enfin le sujet avait seize ans lorsque les accidents se montrèrent, et il ne parvint à les dissiper qu'à force d'exercice à pied et de distractions; c'en est assez pour légitimer notre diagnostic, et prouver qu'il ne s'agissait pas, comme l'auteur paraît le croire, d'un fait d'angine de poitrine.

Lembert. — Ce praticien a publié dans l'*Institut médical* (août 1839) une observation d'angine de poitrine compliquée d'hypertrophie avec dilatation du ventricule gauche du cœur. Cette observation est, à elle seule, une description de la maladie qui m'occupe; c'est ce qui m'a engagé à la présenter en tête de ce travail, parmi les observations destinées à faire connaître l'angine par des faits bien dessinés.

Munk. — On trouve dans la revue des journaux anglais de la *Gazette médicale* (1840) l'analyse d'un travail du docteur Munk, sur l'emploi du soufre dans le traitement de quelques affections spasmodiques, et spécialement dans celui de l'angine de poitrine.

M. Munk a traité deux cas d'angine par le soufre : son premier malade était un homme de 62 ans, sujet à des hémorroïdes, et qui, depuis cinq à six ans, était atteint d'une angine de poitrine, pour laquelle il avait inutilement épuisé toutes sortes de traitements. M. Munk prescrivit, entre autres choses, contre les hémorroïdes, l'emploi de quelques doses de soufre. Le malade en prit tous les soirs 3 grammes dans une tasse de lait. Il ne souffrit plus ni de ses hémorroïdes, ni de son angine; cependant, comme il se plaignait beaucoup de l'odeur désagréable que le soufre communiquait à sa transpiration, on substitua la conserve de casse au soufre; au bout de six semaines, trois attaques d'angine survinrent à d'assez courts intervalles : on redonna le soufre, et les attaques ne reparurent plus. Quelques mois après, en automne, le malade cessa l'emploi du soufre une seconde fois, et le remplaça par de petites doses d'huile de ricin et de poudre de rhubarbe. Les attaques reparurent, puis cessèrent de nouveau par le retour au soufre, que le malade continua pendant tout l'hiver de 1838 à 1839. En mai, il eut un très-léger paroxysme, bien qu'il prît encore le soufre à cette époque. Depuis, sa santé a été parfaite, à part ses hémorroïdes qui le faisaient souffrir de temps en temps. Bien que l'auscultation parût indiquer chez ce malade une légère hypertrophie des parois ventriculaires, il est permis de penser que l'angine de poitrine, à laquelle le docteur Munk eut affaire, était purement nerveuse; la lésion du cœur, si elle existait, était encore à son début, et ne s'était sans doute développée que sous l'inflence des accidents nerveux qui existaient déjà depuis six années.

M. Munk a employé le soufre une seconde fois chez un homme âgé de 59 ans, et chez lequel l'angine datait également de cinq à six années. De janvier à juin, le malade prit soir et matin 2 grammes de soufre en électuaire; les accidents cessèrent; il suspendit l'usage de ce médicament pour faire un voyage; mais en août, deux attaques se succédèrent dans l'espace de huit jours; il reprit aussitôt l'usage du soufre, et jusqu'au 16 juin 1840, époque à laquelle écrivit M. Munk, il n'eut plus d'attaques.

Van Brander. — Les *Annales de la Société de médecine de Gand* (décembre 1840) et la *Gazette médicale de Paris* (1841, p. 234) ont publié une observation de ce praticien, intéressante sous plusieurs rapports. C'est un cas d'angine de poitrine survenu chez un jeune homme de 21 ans, à la suite d'une contrariété violente; pendant un mois, la maladie offrit une intensité effrayante; les attaques étaient presque continuelles;

courtes, il est vrai, mais au nombre de vingt à vingt-cinq chaque jour; on les avait déjà combattues inutilement par un grand nombre de moyens, lorsqu'elles cessèrent tout à coup, le malade ayant obtenu l'objet de ses désirs et vu se dissiper ainsi la cause de sa violente contrariété. — Pendant dix mois, la guérison fut complète; mais après cette époque d'autres contrariétés étant survenues, l'angine se montra de nouveau; son intensité alla sans cesse en augmentant; enfin le malade en était arrivé à un état de dépérissement qui donnait les plus vives craintes, lorsque M. Van Brander, frappé de la périodicité que paraissaient affecter les attaques, qui ne revenaient que le soir, prescrivit le sulfate de quinine. Six jours de cette médication suffirent pour faire disparaître les accidents.

Bouchut. — On trouve dans le numéro de décembre 1841 de la *Revue médicale* un mémoire de M. le docteur Bouchut, alors interne des hôpitaux de Paris, sur *la marche et la nature de l'angine de poitrine*, pour laquelle il adopte la dénomination de *névrose du cœur*, que lui a donnée Laurence, et après lui notre immortel Laënnec. Ce mémoire, dans lequel M. Bouchut présente d'abord un tableau rapide de l'angine de poitrine, renferme quatre observations particulières. Je ne parlerai pas de la dernière; elle a pour sujet une femme âgée de 48 ans; c'est un cas d'angine bien caractérisé, et sans aucune complication du côté du cœur. Quant aux trois autres, elles nécessitent un sérieux examen.

Elles appartiennent à des individus âgés de 19 ans, de 21, et de 23, les deux premières à des femmes toutes deux infirmières à l'Hôtel-Dieu annexe, où se trouvait M. Bouchut; la troisième à un collègue de l'auteur, interne en pharmacie, dans le même hospice. L'âge de ces trois malades et le sexe des deux premiers offrent déjà quelque chose qui étonne; il est en effet fort rare de rencontrer l'angine de poitrine avant l'âge de 25 à 30 ans ; il est rare aussi de la rencontrer chez la femme. Mais pour peu qu'on s'arrête sur les détails de ces observations, on ne tarde pas à reconnaître qu'il est impossible de les ranger parmi les faits d'angine de poitrine. Ce sont des cas qui s'en rapprochent par quelques points, mais qui en diffèrent par une infinité d'autres. Je citerai textuellement l'une d'elles, la première.

« Adélaïde Couvreur, 19 ans, née à Paris, domestique dans la maison. — Cette fille, d'une bonne constitution, assez bien musclée, peau sale et huileuse, a les cheveux châtains. Elle porte depuis deux ans un eczema de la peau du cou et de quelques autres parties du corps. Réglée pour la première fois à 14 ans, elle voit cinq ou six jours à chaque époque. Elle n'a jamais eu de retard. Elle n'a point eu d'enfants ; c'est une orpheline abandonnée dès sa naissance ; elle ne connaît point sa famille. Sa santé a été excellente jusqu'ici ; elle s'enrhume quelquefois, n'a jamais eu d'affections nerveuses. Le dimanche 4 août je fus consulté par elle, dès le matin, pour un léger mal de gorge qui durait depuis plusieurs jours ; je visitai l'arrière-bouche, et n'y trouvai aucune altération.

« Le soir immédiatement après le dîner, elle fut prise d'étouffements ; puis elle ressentit une violente constriction de la poitrine ; douleur vive au-dessous du sternum et au cou ; serrement à la gorge. Elle se coucha, et je la trouvai assise sur son lit, s'agitant dans tous les sens, et poussant de grands cris. Face pâle, gonflée, larmoiement des yeux. La peau est fraîche ; les extrémités sont froides ; sueur générale et froide ; suffocation imminente.

« Douleur pongitive excessivement aiguë à la partie antérieure gauche de la poitrine. Forte contriction à la gorge ; la malade y porte continuellement la main pour enlever ce qui la gêne. Respiration haute, à 24 par minute. Elle s'accompagne d'un bruit croupal assez fort ; on ne voit rien au fond de la gorge. Voix faible, déglutition difficile et douloureuse. Battements de cœur faibles ; pouls régulier, un peu dur, à 75 ; les mouvements et le bruit que fait la malade rendent impossible toute auscultation. — Trente sangsues au cou. — Trois heures après, l'accès durait encore ; mais la douleur était moins vive, la constriction de la gorge moins pénible. Déglutition plus facile. Elle prend alors un julep avec :

Castoréum.............	15 gouttes.
Liqueur d'Hoffmann.....	6 —
Extrait de valériane......	0g,50.

« Lundi 5. — L'accès a duré jusqu'à ce matin 4 heures, ce qui a fait environ douze heures. En ce moment elle se trouve mieux ; la douleur n'existe plus, mais elle étouffe encore un peu. — 22 respirations par minute. — Pouls régulier, fort ; la respiration se fait purement dans tous les points de la poitrine. — 30 sangsues aux cuisses. Julep comme hier.

« Étouffements peu considérables pendant deux jours. Le jeudi, elle était parfaitement remise, et se promena tout le jour. Pas de fièvre, bon appétit.

« Dix jours après, 18 août, après une légère contrariété, nouvelle attaque, symptômes analogues, à l'intensité près. Le pouls reste calme. La respiration ne dépasse pas 26. — Trente sangsues aux cuisses, julep comme plus haut. — Deux heures après tout avait disparu ; le lendemain elle reprit son travail. — J'ai revu cette femme le 15 février 1840, c'est-à-dire six mois après les deux premières attaques. Elle n'en avait pas eu d'autres, et se portait à merveille. »

Il y a dans ce fait plusieurs caractères qui appartiennent à l'angine de poitrine ; cette *violente constriction de la poitrine*, cette *douleur vive au-dessus du sternum, douleur pongitive excessivement aiguë*, avec *constriction à la gorge, difficulté de la déglutition, etc.*, sont en effet les symptômes principaux de l'angine ; mais il en est d'autres qui éloignent tout à fait l'affection dont cette jeune fille était atteinte, de la maladie que j'étudie ici. Ce sont d'abord ces étouffements qui caractérisent le début, et qu'on n'observe pas dans l'angine ; c'est cette suffocation imminente, qui contraste avec cette liberté de la respiration qui existe dans la sternocardie essentielle ; c'est cette persistance des accidents, pendant douze heures la première fois, pendant deux la seconde ; c'est enfin cette disparition complète de la maladie après deux attaques, cette absence de retour des accidents, etc.

Ce n'est pas là très-certainement un fait d'angine de poitrine. M. Bouchut a prévu que l'on pouvait rapporter tous ces accidents à l'hystérie, et il s'empresse de montrer les différences qui séparent les phénomènes thoraciques hystériques des accidents offerts par sa malade. Dans l'hystérie la douleur n'est pas vive, l'étouffement n'est pas porté à un aussi haut degré, la constriction de la gorge n'est pas aussi douloureuse ; il y a souvent perte de connaissance. En outre dans l'intervalle des accès hystériques, la malade reste en proie à des palpitations, à des malaises indescriptibles, à des étouffements, à des langueurs, etc. Ce n'est donc pas une attaque hystérique. Ce n'est pas non plus un asthme spasmodique, et M. Bouchut énumère les différences que l'asthme présente avec le cas qu'il a cité.

J'espère démontrer, dans une autre partie de ce travail, quelle est la véritable nature de l'affection que M. Bouchut a observée, quel en est le siége, la place qui doit lui être assignée dans les cadres nosologiques, enfin quelle est la dénomination qu'elle mérite. Je reviendrai en même temps sur les deux autres observations de M. Bouchut. Il me suffit ici d'avoir montré que les faits consignés dans son mémoire ne peuvent être pris en considération dans les déductions auxquelles je me livrerai bientôt, relativement à l'âge, au sexe, et à quelques autres circonstances de l'histoire de l'angine de poitrine.

VALLEIX, 1841. — *Le Traité des névralgies* de M. Valleix renferme deux observations d'angine de poitrine (page 412) : c'est au sujet du diagnostic différentiel de la *névralgie inter-costale* que l'auteur les rapporte ; je n'ai pas besoin de dire qu'il fait ressortir avec exactitude les différences qui séparent ces deux affections.

La première observation de M. Valleix est une note recueillie chez un homme de 47 ans, qui se présenta au Bureau central des hôpitaux. L'angine coexistait avec une hypertrophie du cœur, et une névralgie dorso-intercostale, que fit reconnaître la pression exercée d'une part entre les troisième et quatrième vertèbres dorsales, et en avant dans le même espace intercostal, très-près du sternum. Les phénomènes de l'angine étaient parfaitement caractérisés chez ce malade.

Il n'en est pas de même dans la seconde observation. Malgré le titre que lui donne M. Valleix, c'est un cas de névralgie brachio-thoracique, et rien de plus ; on ne saurait y trouver un seul des caractères de l'angine. Il me suffira, pour mettre mon jugement hors de toute contestation, de citer les lignes suivantes, relatives aux douleurs qu'éprouvait le malade :

« Elles sont provoquées par tous les mouvements un « peu forts du bras ; elles ne se manifestent ni quand le « malade monte un escalier, ni quand il marche, ni « quand il va à la selle. Elles ont lieu par accès, pen-

« dant lesquels des palpitations surviennent quelque-« fois; elles partent alors de la partie antérieure du bras « gauche, qu'elles occupent jusqu'à l'aisselle, et vont « retentir dans la région précordiale, et dans le côté « gauche du cou. En même temps il existe de l'anxiété, « des angoisses, de l'oppression, des sueurs; mais il n'y « a pas menace de suffocation. »

Ce fait est de la nature de ceux qu'à rapportés M. Piorry, et qui ont induit ce praticien en erreur, au point de l'engager à ne regarder l'angine de poitrine que comme une *névralgie brachio-thoracique.*

Ici s'arrête l'examen critique des auteurs dont j'ai cru devoir mettre à profit les travaux dans le cours de cette dissertation. Je ne prétends pas connaître tout ce qui a été écrit sur l'angine de poitrine; il m'eût fallu, pour en arriver là, plus de temps qu'il ne m'a été permis d'en consacrer à ce travail, mais je crois cependant n'avoir omis dans cette revue aucune publication importante relative au sujet qui m'occupe. D'ailleurs ce que je voulais était moins réunir tous les matériaux que la science possède, sans en excepter un seul, que m'assurer de la pureté de ceux que je pourrais mettre en œuvre; sous ce rapport, je crois avoir atteint mon but. L'examen auquel je me suis livré a mis à ma disposition plus de cent observations d'angine de poitrine; sur ce nombre, un tiers environ m'a paru devoir être élagué, comme incomplet, ou erroné; mais ce qui m'en reste est du moins de source pure.

J'ai réuni en un tableu soixante-huit observations empruntées aux différents auteurs mentionnés plus haut, et c'est par le rapprochement et la comparaison de ces soixante-huit faits, que je vais maintenant répondre aux questions relatives aux causes, à la marche, à la durée, etc., de l'angine de poitrine.

§ II.

CAUSES DE L'ANGINE DE POITRINE.

Si l'étude des causes de l'angine de poitrine ne devait me conduire qu'à répéter ce que l'on trouve indiqué dans les auteurs, relativement à l'influence de l'âge, du sexe, du climat, etc., je serais excessivement bref, et ne consacrerais que peu de lignes à ce sujet. Mais je pense qu'il n'en sera pas tout à fait ainsi; l'étude sérieuse de ce qui a été écrit sur ce point de l'histoire de l'angine m'a permis de reconnaître quelques erreurs que je crois utiles de signaler, si l'on ne veut les voir éternellement répétées.

Pour mettre plus de clarté dans cet examen, je suivrai l'ordre généralement adopté, l'ordre classique, et je diviserai les causes de l'angine en causes prédisposantes et causes occasionnelles.

CAUSES PRÉDISPOSANTES.

Age. — Tous les auteurs conviennent que c'est surtout entre 40 et 50 ans qu'apparaît le plus ordinairement l'angine de poitrine; tous cependant admettent aussi qu'on l'observe parfois avant cette époque; ils citent, quelques-uns même, comme M. Desportes, adoptent l'opinion d'Hamilton, qu'elle n'épargne pas l'enfance.

Commençons par cette dernière proposition.

L'angine de poitrine existe-t-elle chez les enfants? —Je ne connais pas les détails du fait d'Hamilton, mais je n'hésite pas à résoudre cette question par la négative. Il y a trop d'affections appartenant à la première enfance, et se rapprochant de l'angine, par quelques-uns de leurs symptômes, qui n'ont été décrites et classées que dans ces derniers temps, pour qu'on puisse n'élever aucun doute sur l'exactitude du diagnostic porté par Hamilton. Ce fait fût-il d'ailleurs à l'abri de toute contestation, ce que je ne saurais admettre, serait unique, et comme tel ne pourrait autoriser une proposition générale.

J'ai dit qu'il y avait plusieurs affections propres à l'enfance qui peuvent déterminer des phénomènes plus ou moins analogues à l'angine de poitrine. C'est d'abord l'affection connue sous le nom d'*asthme aigu de Millar.* (*Angine striduleuse de Bretonneau; faux croup; laryngite striduleuse de Guersant; laryngite spasmodique de Barthez et Rilliet.*) Gardien regarde cette affection comme identique à l'angine de poitrine; il faut convenir en effet qu'elle lui ressemble en quelques points, mais elle en diffère aussi par plusieurs, et notamment par les symptômes généraux qui, pendant un jour ou deux, annoncent son début, par la dyspnée extrême qui l'accompagne, par la congestion violente de la face pendant l'accès, par le caractère particulier de l'inspiration qui est fortement sifflante, etc.

Il en est de même de l'asthme thymique (asthme de Koop). Il y a treize ans à peine que l'asthme thymique est connu des pathologistes; or, il est certain que, bien qu'il diffère essentiellement de l'angine de poitrine, il pourrait et a pu être confondu avec elle par un observateur inattentif, surtout à une époque où l'asthme de Koop n'avait pas encore été étudié, et où l'agine l'avait à peine été. Dans l'asthme de Koop, plus de symptômes précurseurs comme dans l'asthme de Millar; c'est la même intensité de début que dans l'angine de poitrine; l'anxiété est extrême, la respiration suspendue, la face violette, etc. Je ne pense pas cependant qu'il fût possible aujourd'hui de confondre ces deux affections.

Enfin on observe quelquefois chez les enfants certains

accès d'asthme qui, au premier aspect, pourraient en imposer pour des accès d'angine; ils résultent de la compression des nerfs pneumo-gastriques par les ganglions thoraciques : MM. Barthez et Rilliet en ont observé deux exemples. Chez l'un de leurs petits malades, les accès débutaient brusquement; l'enfant était pris à des heures irrégulières, mais le plus souvent l'après-midi, d'une oppression extrême, s'accompagnant d'anxiété, de jactitation, de sueurs froides et visqueuses; ces accès se répétaient plusieurs fois dans la journée, étaient souvent déterminés par des causes légères, et, en particulier, par des mouvements qu'on imprimait au malade quand on voulait l'ausculter.... Certes ce n'est pas là le tableau de l'angine de poitrine; mais il y a quelques traits capables d'induire en erreur, et bien des observations recueillies chez les adultes, et publiées sous le nom d'angine de poitrine, présentent avec cette affection moins de ressemblance que le fait de MM. Barthez et Rilliet. . . .

L'existence de l'angine de poitrine chez les enfants ne saurait donc être admise, et doit être entièrement effacée de l'histoire de cette affection.

En est-il de même de son existence dans la jeunesse, et pour préciser d'avantage a-t-on observé l'angine de poitrine avant l'âge de 25 ans? Fréquemment, si je m'en rapporte à la simple lecture des observations consignées dans les auteurs, très-rarement au contraire, si je tiens compte de leur valeur. Sur soixante-huit observations que j'ai recueillies, afin d'éclairer, par leur comparaison, certains points de l'histoire de l'angine de poitrine, et que j'ai eu le soin de ne choisir que parmi celles qui ne peuvent laisser aucun doute sur l'existence de la maladie, j'en trouve deux à peine qui aient trait à des individus âgés de moins de 25 ans. Au contraire, parmi plus de vingt observations dont j'ai tenu note comme étant de fausses observations d'angine, j'en trouve cinq dont les sujets n'avaient pas encore atteints cet âge. Ainsi trois observations de M. Bouchut appartiennent à des individus âgés de moins de 25 ans; mais j'ai déjà dit (page 54) qu'il m'était impossible de les admettre comme observations d'angine de poitrine, et que je montrerais plus tard la place qu'elles doivent occuper dans l'histoire de cette affection.

L'observation de M. Sc. Bernard (page 51) est un fait de névralgie brachio-thoracique, et pas autre chose; l'observation de M. Millot (page 39) appartient à l'histoire de l'hystérie, et non à celle de l'angine de poitrine. Restent deux observations, l'une de Van Brander (page 53), relative à un jeune homme de 21 ans, et l'autre de Mac-Bride, dans laquelle le sujet paraît avoir été atteint de l'angine à l'âge de 17 ans; ce que Mac-Bride explique en faisant observer que le père de cet individu avait été lui-même atteint de cette affection; qu'elle était par conséquent héréditaire chez son malade; qu'il existait, en outre chez lui, une disposition marquée à la goutte, et que ces deux circonstances expliquent peut-être comment l'angine s'était déclarée sitôt. Quoi qu'il en soit de cette explication, qui ne me paraît pas inadmissible, ce fait de Mac-Bride, est avec celui de Van Brander, qui n'est peut-être pas à l'abri de toute contestation, le seul de ce genre que je connaisse. On a dit que M. Andral avait eu à traiter un cas d'angine chez un élève de l'École polytechnique, c'est-à-dire chez un jeune homme âgé de 18 à 22 ans; je n'ai trouvé les détails de ce fait consigné nulle part. Ainsi donc, si l'angine a été observée avec l'âge de 25 ans, elle ne l'a été que très-rarement.

De 25 à 35 ans l'angine a été rencontrée plus souvent, et ici d'une manière incontestable; de 35 à 50 elle est aussi assez fréquente; mais c'est surtout après cette dernière époque, ainsi que l'ont fait observer tous les auteurs, qu'on la voit le plus souvent. Voici à cet égard comment se repartissent 65 cas dans lesquels l'âge des malades se trouve indiqué :

à 17 ans	....	1	(Mac-Bride.)
21 ans	....	1	(Van Brander.)
25 ans	....	1	(Desportes.)
29 ans	....	1	(Gintrac.)
de 30 à 35 ans	.....	6	
à 40 ans	....	2	
de 41 à 50 ans	.....	11	
de 51 à 60 ans	.....	25	
de 61 à 70 ans	.....	13	
de 71 à 77 ans	.....	4	
		65 cas.	

Sexe. — Le sexe est considéré par tous les auteurs comme une des circonstances qui exercent l'influence la plus marquée sur le développement de l'angine de poitrine. Les hommes en sont beaucoup plus souvent atteints que les femmes. Je trouve en consultant le tableau que jai dressé, sur 67 cas, 60 hommes et 7 femmes. Sir John Forbes a obtenu à peu près la même proportion : sur 88 malades, il a compté 80 hommes et 8 femmes.

Je me suis demandé si une différence aussi tranchée ne trouverait pas son explication dans quelques considérations pathologiques ou physiologiques, et voici ce que je dois faire remarquer à cet égard. L'angine de poitrine est très-souvent la conséquence d'une affection goutteuse; or, la goutte est fort rare chez la femme, si l'on songe du moins à sa fréquence chez l'homme. En outre, l'angine de poitrine se montre généralement entre quarante et cinquante ans, c'est-à-dire à l'époque de l'âge critique : ne peut-on pas dire que l'utérus absorbe à ce moment de la vie *la disposition pathologique* qui peut se produire chez la femme; que le grand travail dont il est le siége, les perturbations dont il est le théâtre, agissent alors comme une sorte de dérivatif? Un fait cité par M. Gintrac me paraît venir bien complétement à l'appui de cette manière de voir. M. Gintrac a vu une dame atteinte d'angine de poitrine essentielle être guérie de cette affection à la suite d'une grossesse.

Hérédité. — La plupart des auteurs, s'appuyant sur une observation fort incomplète d'Hamilton, présentent l'angine de poitrine comme une affection transmissible par voie d'hérédité. Cette opinion ne me répugne point à admettre, cependant j'avoue que ni le fait d'Hamilton, ni deux ou trois autres que j'ai réunis ne l'autorisent; aucun d'eux en effet ne résiste à un examen sérieux.

Hamilton cite l'observation d'un soldat qui, depuis l'age de 12 ans, était sujet à une *affection spasmodique* de la poitrine, que son père avait présentée, et dont étaient morts deux de ses frères âgés l'un de 25 ans, l'autre de 17, et sa sœur de 18. Les accidents commençaient dans l'abdomen; la respiration devenait extrêmement difficile, etc.; les paroxysmes duraient dix à douze heures, quelquefois six, quelquefois moins. Cette affection, en un mot, différait essentiellement de l'angine.

Le fait de Mac-Bride, dans lequel l'hérédité paraît avoir joué un certain rôle, a plus de valeur, quoique incomplet encore. C'est celui dont j'ai parlé précédemment. Le sujet avait été frappé à l'âge de 17 ans; ce que Mac-Bride explique, comme je l'ai dit, en faisant remarquer que l'angine était héréditaire chez lui : *Car,* dit-il, *son père en avait été atteint.* Mac-Bride se borne à cette seule phrase, et ne donne aucun détail sur la nature de l'affection du père, sur son âge, sur la terminaison de sa maladie, etc. Ce fait ne peut donc être pris en très-grande considération.

Les trois premières observations de M. Carron sont relatives à trois individus de la même famille. Mais, comme je l'ai établi précédemment (p. 37), la première seule est un cas d'angine de poitrine; la seconde n'offre pas les caractères bien précis de cette affection, et, quant à la troisième, c'est plutôt un asthme nerveux. Au surplus, il n'est rien dit des parents ascendants. M. Carron trouve ces faits suffisants pour établir l'hérédité de l'angine de poitrine. « Je pourrais y joindre, dit-il, l'exemple d'un malade mort d'angine, ainsi que son père et plusieurs de ses parents. » — C'est sans doute du fait d'Hamilton qu'il entend parler.

M. Astès, dans sa thèse inaugurale, dit qu'on pourrait rapprocher du fait d'Hamilton celui d'un malade de l'Hôtel-Dieu, qui assurait que son père avait été en proie au mal dont il se plaignait lui-même. Mais il ne donne aucun détail sur ce fait, que je n'ai trouvé publié nulle part.

On le voit donc, nous ne savons rien de précis, dans l'état actuel, sur l'influence de l'hérédité dans la production de l'angine; et si cette influence existe, elle doit être bien faible, puisque sur plus de cent cas, dont j'ai les détails, elle ne paraît pas s'être exercée plus de deux ou trois fois, et encore d'une manière contestable.

Professions. — Je suis étonné qu'aucun auteur n'ait noté l'influence que les professions paraissent exercer sur le développement de l'angine de poitrine. Je n'entends pas dire que telle profession y prédispose plus que telle autre, je ne le crois pas; mais ce que je veux faire remarquer, c'est que cette affection est beaucoup plus fréquente chez les individus riches ou tout au moins appartenant à la classe aisée, que chez le peuple. Ainsi l'angine de poitrine réelle, bien caractérisée, est fort rare dans les hôpitaux; elle se rencontre au contraire de temps en temps dans la pratique privée. Cela tient d'abord à ce qu'en général les affections nerveuses ne sont pas l'apanage de la classe pauvre; mais ensuite à ce qu'une des maladies qui produit le plus souvent l'angine, la goutte, ne se rencontre qu'à de très-grandes exceptions près, chez les gens du peuple. Peut-être aussi cette obésité qu'on observe à peu près exclusivement dans la classe riche, et qui n'est pas souvent sans jouer un certain rôle dans la production de l'angine, n'est-elle pas étrangère au fait que je signale ici.

Cette remarque n'avait point entièrement échappé à M. Carron. « L'angine de poitrine, dit-il, n'est pas aussi commune dans les campagnes que dans les villes, où sa terminaison prompte et funeste l'a fait longtemps confondre avec l'apoplexie, avant qu'on eût appris à la distinguer. Cette maladie, à l'instar de la goutte et de l'apoplexie, ne se montre pas frequemment sous le chaume. Les agriculteurs mènent une vie si frugale et si active, qu'ils sont rarement fatigués par l'excès d'obésité qui est la compagne ordinaire de cette maladie. En effet, je ne l'ai jamais rencontrée chez les agriculteurs, malgré les recherches les plus exactes et les plus suivies. »

J'ai dit que je ne prétendais pas qu'une profession prédisposât plus qu'une autre à l'angine de poitrine; j'ai cependant fait une observation à ce sujet. J'ai été frappé, en voyant les observations publiées jusqu'à ce jour, du nombre d'ecclésiastiques qui avaient été atteints de l'angine. Sur 20 cas dans lesquels j'ai trouvé la profession des malades notée, 4 appartenaient à des prêtres. M. Carron, sur 9 individus dont il a rapporté les observations, a rencontré 2 ecclésiastiques, et il en mentionne un troisième auquel il donna des conseils et dont il n'entendit plus parler. Sur 21 cas, je trouve donc 5 prêtres, c'est-à-dire plus d'un quart. Je me borne à cette simple remarque.

Embonpoint. — J'ai trouvé l'état physique du corps noté dans 31 cas. Ces 31 cas se répartissent de la manière suivante :

Embonpoint................	14
Disposition à l'embonpoint.....	5
Embonpoint ordinaire.........	4
Maigreur....................	8

Ces chiffres, s'ils ne détruisent pas complétement la proposition émise par les auteurs qui font jouer un grand rôle à l'embonpoint, comme une cause prédisposante de l'angine de poitrine, en atténuent du moins singulièrement la valeur. Nous voyons, en effet, que cette condition n'existait pas dans plus de la moitié des cas; que, dans le quart, le sujet était maigre, et que neuf fois il n'était doué que d'un embonpoint ordinaire, ou seulement disposé à l'embonpoint.

M. Desportes a cru pouvoir tracer le portrait des individus qui sont particulièrement disposés à être atteints de l'angine de poitrine : ils ont, d'après cet auteur, une taille moyenne, la peau blanche, les joues colorées en rose, sont disposés à l'embonpoint, etc. Je n'ai pas besoin de dire que cette peinture, qui suppose des notions bien arrêtées sur l'influence du tempérament, de la constitution, etc., ne saurait être admise dans l'état actuel.

Régime, climats, saisons. — Mac-Bride a voulu faire jouer un certain rôle à l'influence du régime sur le développement de l'angine de poitrine, et il a expliqué, par cette influence, la différence que l'Irlande présente comparée à l'Angleterre, sous le rapport de la fréquence de cette affection. Cette remarque n'a point été confirmée par de nouvelles observations.

Quant au climat, il paraît avoir une incontestable influence sur le développement de la maladie. Il est certain, en effet, que l'angine est plus fréquente dans les pays humides que dans les pays chauds; en Angleterre et en Allemagne, par exemple, qu'en France, en Italie, en Espagne.

L'influence des saisons sur le développement de l'angine ou sur le retour des accès n'a pu être déterminée d'une manière certaine. Si quelques malades ont vu leurs accès reparaître plus fréquemment dans les saisons froides, il en est d'autres, au contraire, qui les ont vus se développer plus souvent dans les saisons chaudes; ces derniers sont cependant les moins nombreux.

Maladies antérieures. — Je dirai, en parlant de la nature et du siége de l'angine de poitrine, l'influence qu'exercent sur son développement les affections rhumatismales, la goutte, et les maladies du cœur et des gros vaisseaux.

CAUSES OCCASIONNELLES.

Les différentes influences précédemment étudiées ne font que favoriser le développement de l'angine de poitrine, mais ne précèdent pas immédiatement son apparition, ne la font pas éclater en quelque sorte. Ce dernier rôle est dévolu aux causes occasionnelles.

Celles-ci doivent être distinguées selon qu'il s'agit de la première apparition, du premier accès de l'angine, ou qu'il s'agit au contraire des accès subséquents.

A de très-rares exceptions près, la cause déterminante de la première attaque est la marche précipitée, quelquefois en sens inverse du vent, ou l'action de monter un escalier, de gravir une colline. Il n'y a que très-peu d'observations dans lesquelles on puisse assigner une autre cause déterminante au premier paroxysme. Jurine cite cependant l'observation d'un homme qui en ressentit la première attaque en se rasant; Parry rapporte celle d'un individu chez lequel l'invasion de l'angine eut lieu à la suite d'un excès de boissons; Van Brander, d'un jeune homme chez lequel la maladie éclata après une contrariété violente, etc.

Une violence extérieure paraît avoir été, dans quelques cas, le point de départ de l'angine de poitrine. Dans une observation de Jurine, le malade s'était quelques mois auparavant frappé la poitrine avec un stylet. Dans une observation de Black, le sujet ressentit la première attaque au moment où un cheval, sur lequel il était monté, s'abattit brusquement. Mais c'est surtout dans une observation de Blackwall que cette influence d'une violence extérieure fut manifeste. Il s'agit dans cette observation d'un cocher qui reçut un coup très-fort d'un timon de carrosse, qui, l'acculant contre un mur, produisit une contusion à la poitrine; il lui resta à la suite de cet accident, une gêne de la respiration, qui se produisait à chaque mouvement : cet état persista deux mois, après lesquels le malade ressentit tout à coup, tandis qu'il était occupé à serrer du foin, une attaque d'angine.

Si la cause du premier accès est à peu près toujours la même, il n'en est pas ainsi pour les accès suivants, et surtout à une époque un peu avancée de la maladie. Alors en effet les causes déterminantes se multiplient, et enfin arrive un moment où les plus légers mouvements, les émotions vives, l'action de tousser, de parler avec chaleur, l'acte de la défécation, tout ce qui tend, en un mot, à accélérer momentanément les fonctions circulatoires, suffisent pour ramener les douleurs.

§ III.

MARCHE, DURÉE, TERMINAISON DE L'ANGINE DE POITRINE.

L'angine de poitrine est une affection intermitente, apyrétique, caractérisée par la succession d'un certain nombre d'accès. L'ordre que suivent ces accès, dans leur apparition successive, les modifications qu'ils présentent aux différentes époques de la maladie, sont loin d'être constamment les mêmes : aussi les efforts que quelques auteurs ont fait pour diviser en stades ou périodes la marche de l'angine, ont-ils été à peu près sans résultats.

Baumes admet deux périodes dans la marche de l'angine de poitrine, l'une caractérisée par l'état de simplicité de la maladie, l'autre par son état de complication. « Dans la première, dit-il, les intervalles des attaques sont longs ; le pouls est naturel, et les causes qui provoquent l'accès ont une certaine intensité. La seconde période est celle dans laquelle le cœur et ses dépendances éprouvent quelque vice organique. L'ossification de quelqu'une de ses parties est ce qui se rencontre le plus communément. Les accès sont alors rapprochés, plus violents ; les causes qui les renouvellent sont moins appréciables : le pouls est embarrassé, et tous les mouvements brusques donnent un sentiment d'angoisse et font craindre une syncope. »

Il serait à désirer que de telles divisions pussent être établies ; elles aideraient à la fois le pronostic et le traitement. Mais pour qu'on pût les admettre, il faudrait deux choses qui sont loin de se rencontrer toujours dans l'angine de poitrine. Il faudrait d'abord que les phénomènes qui constituent cette affection présentassent une régularité constante dans leur développement successif; il faudrait en outre que l'angine fût toujours exempte de complications à son début. Or ni l'une ni l'autre de ces conditions ne se rencontre. On ne trouve que fort peu de régularité dans l'ordre de succession, et dans l'époque d'apparition des différents symptômes. Quelquefois les malades meurent au bout de deux ou trois attaques, comme dans une observation consignée récemment dans la *Gazette médicale de Dijon*, et cela sans avoir présenté autre chose que le signe pathognomonique de l'angine, la douleur sternale; quelquefois au contraire tous les accidents apparaissent dès les premières attaques, et la première période ne semble pas avoir existé. De plus, l'angine de poitrine est rarement simple, rarement essentielle, même à son début. S'il est vrai que dans quelque cas, l'angine est une affection purement nerveuse, se développant sans cause matérielle appréciable, il ne l'est pas moins que dans la très-grande majorité des cas elle est sous la dépendance d'un principe rhumatismal ou goutteux qui, comme je le montrerai, en change souvent la physionomie dès le début, ou sous la dépendance d'une affection du cœur, et plus souvent encore de l'origine de l'aorte. Il me paraît donc impossible d'admettre les deux périodes établies par Baumes.

M. Desportes a admis trois stades dans la marche de l'angine de poitrine. Les deux premiers correspondent aux deux périodes de Baumes, en ce qui concerne le degré d'intensité des symptômes du moins, car M. Desportes a le soin de ne pas faire intervenir, pour les différencier, l'état de simplicité ou de complication de la maladie. Dans le premier stade, les accès sont courts; ils exigent pour se produire l'action d'une cause assez active; ils n'apparaissent que le jour, cessent d'ordinaire aussi brusquement qu'ils surviennent; la respiration est libre, le pouls n'est pas dérangé. Dans le second, les plus légères causes suffisent pour ramener l'accès, qui survient indistinctement la nuit et le jour; les attaques sont plus fréquentes, plus longues, et ne se dissipent que lentement, au lieu de disparaître brusquement.

Quant au troisième, son existence n'est pas constante, le malade pouvant guérir ou succomber subitement, dès la deuxième, et même dès la première période. Ce troisième stade est le dernier terme de la maladie; il est caractérisé par l'excessive intensité de tous les accidents.

Les divisions établies par M. Desportes, et dans lesquelles il n'est fait aucune mention de l'état de simplicité ou de complication de la maladie, me paraissent plus facilement admissibles que celles de Baumes, surtout si, comme M. Desportes, on ne leur accorde pas une valeur trop absolue, et si l'on admet que cette régularité, qui s'observe dans la succession des phénomènes dans la plupart des cas, ne se rencontre cependant pas dans tous.

La durée de la maladie est excessivement variable. Quelques malades succombent au bout de quelques mois, après avoir présenté, dans ce court espace de temps, un assez grand nombre d'accès; d'autres, au contraire, ont pu vivre dix, quinze et vingt ans avec cette affection, offrant tour à tour des alternatives de mieux ou d'aggravation; quelques-uns enfin ont été guéris au bout de quelques mois ou de quelques années. Chez les uns la guérison s'est maintenue; chez d'autres, au contraire, il y a eu des retours des accidents, et plus tard mort subite.

Voici, relativement à la durée de la maladie, ce qui ressort de l'examen de 18 cas, dans lesquels cette durée s'est trouvée notée. — Sur ces 18 cas, la mort est survenue 13 fois et la guérison 5.

La mort a eu lieu :

Au bout de	2 mois et demi......	1 fois.
de	3 à 4 mois..........	1 —
de	6 mois.............	1 —
de	2 ans..............	2 —
de	3 ans..............	2 —
de	5 à 6 ans...........	2 —
de	6 à 7 ans...........	1 —
de	8 ans..............	1 —
de	10 ans..............	1 —
de	17 à 18 ans..........	1 —

L'amélioration ou la guérison est survenue dans les 5 cas,

Au bout de	quelques mois (sans autre indication).	3 fois.
de	20 mois.....................	1 —
de	2 ans environ.................	1 —

La mort, l'amélioration et la guérison, telles sont les trois terminaisons ordinaires de l'angine de poitrine; la première est sans contredit la plus fréquente. La mort arrive presque toujours dans l'intervalle de deux accès, rarement à la fin de l'un d'eux. Elle est subite dans l'acception qu'on donne généralement à ce mot; mais elle survient cependant de deux manières différentes : dans quelques cas, le sujet a à peine le temps de dire quelques mots, d'annoncer sa mort par un cri, par une phrase, et il tombe comme foudroyé; dans quelques autres, les souffrances qui précèdent et annoncent sa mort durent quelques minutes, un quart-d'heure, une demi-heure, après lesquels il expire. J'ai cru remarquer, comme j'aurai occasion de le dire plus bas, que ce dernier mode de terminaison de l'angine appartenait plus particulièrement à celle qui se complique d'un état rhumatismal ou goutteux.

L'angine de poitrine essentielle, et celle qui dépend d'une affection du cœur ou des gros vaisseaux, se terminent beaucoup plus souvent par la mort foudroyante.

L'amélioration ou la guérison s'obtiennent d'une manière presque exclusive, dans les cas d'angine de poitrine purement nerveuse; cependant quelques faits, et notamment l'un de ceux publiés par M. Gintrac, prouvent que l'angine de poitrine peut disparaître, et la guérison se maintenir, quoiqu'il existe une affection grave de l'aorte qui continue ses progrès.

J'ai rapporté précédemment (p. 27) une observation d'Hoffmann dans laquelle, à la suite de la rémission de symptômes qui ne laissaient pas que d'offrir une grande ressemblance avec ceux de l'angine de poitrine, apparut une tumeur considérable du testicule. M. Gintrac a rapporté un fait qui doit être rapproché de celui-ci.

Chez le malade, dont j'ai parlé plus haut, qui vit les phénomènes de l'angine dont il était atteint disparaître, malgré la persistance de la lésion de l'aorte qui les avait fait naître, il survint également, avec la rémission des accidents, un gonflement du testicule gauche, que les topiques résolutifs ne dissipèrent qu'à la longue. Enfin Laënnec parle d'un malade atteint d'angine de poitrine, chez lequel la fin de l'accès s'accompagnait d'un gonflement du testicule gauche. Dans ce dernier cas, le gonflement pouvait n'être que sympathique, mais dans les observations d'Hoffmann et de M. Gintrac, ne pourrait-il pas être considéré comme le produit d'une sorte de métastase?

Toutefois, si l'on admettait ce mode de terminaison de l'angine de poitrine, il faudrait reconnaître qu'il est excessivement rare, puisqu'il ne s'est encore offert que dans deux cas, dont l'un, celui d'Hoffmann, est trop incomplet pour qu'on puisse le considérer avec une entière certitude comme un cas d'angine.

---

§ IV.

FORMES DE L'ANGINE DE POITRINE.

L'angine de poitrine n'a encore été observée que sous forme sporadique. L'épidémie de Dantzick, dont le docteur Kleefeld nous a transmis la relation, présenta un tableau si différent, dans la plupart de ses points, de celui qu'offre cette affection, qu'on hésite à lui conserver le nom d'*angine de poitrine épidémique*, que cet observateur lui a donné. Je n'ose cependant me prononcer d'une manière absolue à cet sujet, car je n'ignore pas combien le génie épidémique modifie quelquefois le caractère des maladies.

---

§ V.

SYNONYMIE.

Quelque défectueux que soit le nom *d'angine de poitrine* (*angina pectoris*), donné par Héberden à l'affection qui nous occupe, je pense qu'il doit être conservé et préféré même à tous ceux qu'on a tenté de lui substituer, autant à cause de la généralité de son adoption, que parce qu'il ne présume en rien la nature de la maladie. La dénomination de *sternalgie*, proposée par Baumes, pourrait encore être adoptée, car elle est fondée sur un symptôme dont l'existence est constante, la douleur; mais elle a le défaut de réveiller dans l'esprit l'idée du siége de la douleur, et de placer ce siége en une partie où il ne réside pas, le sternum.

Les noms proposés pour désigner l'angine de poitrine sont presque aussi nombreux que les auteurs qui ont écrit sur elle. Je n'indiquerai que les principaux.

Héberden.	*Angina pectoris*..................	1768
Elsner....	*Asthma convulsivum*..............	1778
Butter....	*Diafragmatic gout*................	1791
Schmidh...	*Asthma artriticum*...............	1793
Parry.....	*Syncope anginosa*, ou *Syncope angens*..	1799
Darwin...	*Asthma dolorificum*...............	1781
Baumes...	*Sternalgie*.......................	1806
Brera....	*Sternocardie*.....................	1810
Téallier..	*Pneumo-gastralgie*...............	1826

CHAPITRE TROISIÈME.

§ I.

ALTÉRATIONS PATHOLOGIQUES.

Je vais faire connaître rapidement les différentes altérations qui ont été rencontrées jusqu'à ce jour dans le grand nombre de cas d'angine de poitrine où l'autopsie a été pratiquée. Je n'en discuterai pas la valeur, et ne mettrai pas en regard l'exposé et l'appréciation des différentes théories auxquelles elles ont servi de bases; il est à remarquer en effet qu'il a été émis, sur la cause de l'angine de poitrine, presque autant d'opinions que l'autopsie a révélé de genres de lésions anatomiques. Cet exposé et cette appréciation trouveront leur place dans le paragraphe suivant. Je dois ajouter qu'en indiquant ces lésions, je n'entends rien établir quant à leurs rapports avec la maladie. Sont-elles primitives ou secondaires? ont-elles été la cause ou l'effet, le point de départ, ou simplement le produit de la maladie? C'est là un point capital que je ne traiterai qu'en parlant de la nature et du siége de l'angine de poitrine.

Il est incontestable d'abord que, dans un certain nombre d'autopsies, on n'a rien trouvé qui se rattachât à la maladie. Ces cas sont peu nombreux; mais il en existe quelques-uns, sur la valeur desquels on ne saurait avoir le moindre doute : telles sont, par exemple, la deuxième observation de M. Desportes, la quatrième de M. Bouchut, et la première de M. Carron.

Les altérations des artères coronaires, depuis le simple état de dilatation jusqu'à l'ossification plus ou moins complète de ces vaisseaux, ont été fréquemment rencontrées. Ce n'est pas le lieu de rechercher si ces lésions, qu'on trouve souvent à l'autopsie d'individus chez lesquels on ne peut les attribuer qu'aux seuls progrès de l'âge, sont plus fréquentes chez les sujets qui ont succombé à l'angine de poitrine; je dois me borner ici à faire connaître la nature de ces altérations. On a rencontré sur ces vaisseaux à peu près tous les degrés du travail morbide qui conduit à l'ossification. M. Koutchosfki, dans sa deuxième observation, a trouvé « les artères coronaires gonflées et dilatées; » Parry, dans l'observation de M. Bellamy, les a vues d'une dureté presque cartilagineuse. Mais l'altération la plus fréquente est certainement l'ossification. Cette ossification n'a lieu, dans bien des cas, que par plaques; quelquefois, au contraire, elle occupe une étendue plus ou moins considérable du vaisseau, de manière à former un petit conduit osseux, qui, le plus souvent, permet l'introduction d'un stylet. Sur trente-trois autopsies que j'ai analysées, je trouve dix-huit fois, c'est-à-dire dans plus de la moitié des cas, une altération des artères coronaires.

L'hypertrophie du cœur, et surtout celle du ventricule gauche, se rencontre très-fréquemment à l'autopsie d'individus qui ont succombé à l'angine de poitrine. Elle est indiquée huit fois sur trente-trois nécropsies dont j'ai noté les résultats. Fothergill a rencontré, dans un cas, une altération particulière de la substance du cœur; c'était une sorte de dégénérescence tendineuse du tissu de cet organe. « Le cœur, dit Hunter qui pratiqua l'autopsie, avait une apparence naturelle; mais, en l'examinant de plus près, j'observai que sa texture, plus pâle qu'à l'ordinaire, était presque ligamenteuse, et que, dans plusieurs points du ventricule aortique, elle était devenue dure et blanche, comme il arrive dans un commencement d'ossification. » Une altération à peu près identique existait chez M. H...., dont j'ai rapporté l'observation. Les parois du ventricule gauche présentaient au scalpel une plus grande résistance que de coutume; les coupes en étaient remarquables par un aspect insolite, dû à un tissu fibreux, nacré, très-dense, interposé aux fibres charnues. Un examen attentif montra qu'il existait une transformation fibreuse du ventricule gauche, mais que cette transformation était irrégulière, etc. L'endocarde a été trouvé légèrement injecté dans quelques cas, et les valvules ont offert des altérations fréquentes et variées, depuis le simple épaississement jusqu'à l'ossification complète ou partielle.

Les lésions de l'aorte sont aussi assez fréquentes; ce sont tantôt une injection plus ou moins vive de sa tunique interne, tantôt des incrustations osseuses ou calcaires plus ou moins nombreuses, tantôt enfin une dilatation plus ou moins considérable de son origine. Cette dilatation se trouve indiquée dans un assez grand nombre d'autopsies; mais je dois dire qu'on a souvent noté comme dilatation pathologique de l'aorte, un état de ce vaisseau qui est le résultat d'une modification physiologique due aux progrès de l'âge. Un récent travail de M. Neucourt, interne des hôpitaux de Paris (*Archives de Médecine*, sept. 1843), a achevé de mettre hors de doute un fait reconnu déjà : c'est que le cœur et ses annexes subissent, chez les vieillards, des modifications qu'on aurait tort de considérer comme le résultat d'un travail morbide. En ce qui concerne l'aorte, le mémoire de M. Neucourt prouve que, déjà plus large, au niveau des valvules, chez le vieillard que chez l'adulte, elle offre une différence plus considérable encore à quelques centimètres au delà des valvules. Cette dilatation, que l'on rencontre presque toujours, et à laquelle participent toutes les tuniques de ce vaisseau, va en augmentant jusqu'à l'origine des grosses artères qui en partent; elle est produite par l'action du sang qui, n'éprouvant plus la même résistance de la part des tissus, les distend peu à peu; c'est une ampliation passive, mécanique.

Mais si cette dilatation ne peut être considérée comme une altération pathologique, il en est une autre, d'une espèce et d'un aspect différents, à laquelle on ne saurait refuser ce titre : c'est celle qui coïncide avec l'injection, les incrustations par plaques, et souvent les désorganisations plus ou moins complètes des membranes de l'aorte. Dans les cas de cette espèce, les tuniques de ce vaisseau ont été le siége d'un travail morbide qui, altérant, détruisant, en certains points surtout, la texture du tissu artériel, l'a rendu impropre à résister à l'impulsion des chocs qu'il reçoit.

Dans une observation de Black, cette dilatation pathologique était générale. L'aorte, *désorganisée,* dit cet auteur, était amplifiée depuis sa naissance jusqu'à sa crosse, au point de ressembler plutôt à un sac qu'à une artère. Dans d'autres cas, cette dilatation, au lieu d'être générale, uniforme, est partielle, multiple. C'est ce qu'on observa dans un cas excessivement remarquable, dont M. Gintrac a donné la relation. L'aorte, dont le tissu avait été le siége d'un travail morbide très-appréciable, formait, en quatre points différents, des espèces de poches plus ou moins considérables, présentant des entrées plus étroites que ne l'étaient les cavités elles-mêmes. Les parois artérielles, qui formaient ces poches, étaient plutôt épaissies qu'amincies.

On rencontre assez fréquemment, chez les individus qui ont succombé à l'angine de poitrine, des épanchements séreux plus ou moins considérables dans les plèvres et dans le péricarde. Ces épanchements résultent, sans aucun doute, de la maladie : « Puisque, dit Macquen, cette sérosité accumulée dans la poitrine est souvent une suite de l'asthme spasmodique, elle peut aussi l'être d'une angine pectorale, qui a une grande analogie avec l'asthme. »

Beaucoup d'auteurs ont noté, à une époque avancée de la maladie, l'expuition, la présence de mucosités dans les bronches. Wichmann dit même, à ce sujet, que « la poitrine commence à râler un peu, ou à déceler un amas de pituite, qui est expulsé *très-aisément* par une toux légère. » Un malade écrivait à Jurine qu'après les attaques il toussait bien davantage et crachait beaucoup de matières glaireuses. L'autopsie montre que, dans ces cas, dont je pourrais multiplier les exemples, il se fait dans les bronches une sécrétion séreuse analogue à celle qui se produit dans les plèvres et dans le péricarde; on trouve alors un véritable œdème pulmonaire. Cet œdème existait dans une observation de Morgagni, qui offre un tableau complet de l'angine de poitrine. Je ne doute pas que ces épanchements séreux, qui surviennent ainsi à une époque assez avancée de la maladie, et à la fin de l'accès, ne soient, dans la majorité des cas, le résultat d'un effet mécanique dû à la stase du sang dans les poumons; cependant je pense aussi que l'état du sang n'est pas entièrement étranger à leur production. Le sang a souvent été trouvé diffluent, non coagulé; or, il est probable que cette diminution de ses matériaux solides favorise au moins ces hydropisies, si elle ne les détermine pas. Quelle est la nature de l'altération qu'a subie le sang? y a-t-il diminution des globules, diminution de l'albumine? La question ne saurait être résolue dans l'état actuel de la science.

Je dois noter, avant de terminer, deux ou trois altérations qu'on a encore rencontrées à l'autopsie d'individus victimes de l'angine, mais qui, malgré l'importance que quelques auteurs ont voulu leur donner dans la production de cette maladie, ne me paraissent devoir être considérées que comme de simples coïncidences; c'est, d'une part, l'état graisseux, la dégénérescence graisseuse du cœur, et d'une autre part l'ossification des cartilages costaux.

---

§ II.

EXAMEN DES THÉORIES ÉMISES SUR LA NATURE ET LE SIÉGE DE L'ANGINE.

Frappés des altérations pathologiques rencontrées, dans la plupart des cas, à l'autopsie, et comprenant toute l'importance qu'aurait, pour le pronostic et le traitement de l'angine de poitrine, une détermination précise du siége et de la nature de cette affection, presque tous les auteurs, depuis Héberden, se sont surtout appliqués à éclaircir ces deux points. Les théories émises sur ce sujet sont aujourd'hui nombreuses. Je ne les examinerai pas en suivant strictement l'ordre dans lequel elles se sont produites dans la science; je commencerai par faire justice de toutes celles qui n'ont, d'une manière évidente, aucune espèce de valeur, pour arriver ensuite à celles qui méritent d'être discutées, et pour terminer enfin par celle qui me semble devoir être adoptée.

Rougnon, ayant constaté, à l'autopsie du cadavre de M. Charles, l'ossification des cartilages costaux, rapporta à cette altération les phénomènes qu'il avait observés. Plus tard, M. Baumes, ayant remarqué la fréquence de cette ossification, crut devoir ne pas rejeter entièrement l'opinion de Rougnon, qu'il n'adopta pas cependant d'une manière absolue. Cette opinion n'est pas admissible : l'ossification des cartilages costaux est très-fréquente chez les personnes avancées en âge, et beaucoup l'ont présentée sans avoir jamais offert les symptômes de l'angine; de même que beaucoup d'autres ont succombé à cette cruelle affection, sans qu'on ait rencontré chez eux cette ossification. Jurine, par exemple, ne l'a trouvée que chez cinq individus sur onze ouvertures de cadavres. L'ossification des cartilages costaux n'expliquerait d'ailleurs ni cette douleur aiguë et si particulière du sternum, ni ce malaise qui accompagne l'accès, et laisse le malade dans une prostration morale si caractéristique, etc. La seule chose, dans l'observation de M. Charles, que l'on puisse rapporter à cette ossification, c'est la « gêne singulière qu'il éprouvait sur toute la partie antérieure de la poitrine, en forme de plastron, et qui l'empêchait d'inspirer profondément. »

Haygarth, ayant rencontré, à l'autopsie du sujet qu'il eut occasion d'observer, une grande quantité de pus infiltré dans le médiastin, émit l'opinion que, si des recherches ultérieures venaient confirmer son observation, on pourrait trouver là l'explication des phénomènes de l'angine de poitrine. J'ai déjà dit que le fait produit par Haygarth était étranger à l'affection qui nous occupe; son opinion n'a par conséquent pas besoin d'être réfutée.

Fothergill a fait jouer un grand rôle, dans la production de l'angine, à l'accumulation de la graisse dont le médiastin, l'épiploon et le péricarde étaient couverts chez les individus qu'il a eu occasion d'autopsier. Ce que j'ai dit, en parlant de l'embonpoint, me dispense ici d'une longue réfutation.

Wall paraît être le premier qui ait rattaché l'angine de poitrine à un vice d'ossification du cœur. Il consigna, dans une lettre à Héberden, les résultats d'une autopsie, d'après laquelle l'origine de la maladie lui parut avoir été dans l'induration des valvules semi-lunaires. Cette opinion n'a pas rallié de partisans. Il n'en a pas été de même de celle qu'ont émise Jenner, Parry, Black, etc., et qui rattache l'angine de poitrine à l'ossification des artères coronaires. MM. Desportes et Jurine se sont longuement appesantis sur la réfutation de cette théorie, qui est inadmissible dans l'état actuel de la science. On sait aujourd'hui que l'ossification des artères coronaires est une des modifications physiologiques que l'âge fait subir aux vaisseaux du cœur; on la rencontre sur le plus grand nombre des individus qui ont succombé à un âge assez avancé. M. Desportes a donné à cet égard des résultats numériques, qui sont peut-être exagérés, mais qui n'en établissent pas moins ce fait, c'est que l'ossification des artères coronaires est très-fréquente chez les vieillards. Sur douze femmes de tout âge, mais pourtant au-dessus de trente ans, qu'il a autopsiées dans le but d'examiner l'état du tissu artériel, M. Desportes en a trouvé neuf dont les artères coronaires formaient des cylindres solides, ou étaient assez encroûtées pour gêner la circulation. M. le docteur Mercier, auteur d'un excellent ouvrage sur les maladies des voies urinaires (*Recherches anatomiques, pathologiques et physiologiques, etc.*), qui, par la spécialité de ses études, et son séjour prolongé dans les hospices destinés aux vieillards, a eu l'occasion de pratiquer l'autopsie d'un grand nombre d'entre eux, m'a assuré que, comme résultat général de plus de deux cents ouvertures cadavériques, il pouvait établir que l'ossification des artères coronaires existait dans la proportion de cinq sur douze. Si l'on rapproche ces faits des cas nombreux dans lesquels l'angine de poitrine a existé sans qu'on ait constaté plus tard cette ossification [1], on reconnaîtra que, malgré le

[1] Kreisig admettait dans ce cas une *affection dynamique* des artères coronaires.

tableau assez séduisant que Parry a tracé du mécanisme de la production de l'angine à la suite de cette ossification, il est imposible d'admettre son opinion. Je vais, au surplus, compléter cette réfutation en transcrivant un passage du Mémoire de Jurine, qui me paraît avoir présenté des arguments sans réplique à la théorie de Jenner et de Parry. « Si l'ossification des artères coronaires était réellement la cause essentielle de l'angine de poitrine, dit Jurine, quels remèdes assez énergiques pourraient détruire ces concrétions, et quelle espérance pourrait-on jamais concevoir de guérir cette maladie? Cependant l'expérience dépose qu'on l'a guérie, lors même qu'elle avait duré un temps assez long. Les malades ne meurent pas subitement dans l'angine de poitrine durant le paroxysme (suivant la remarque de Wichmann), ce qui devrait être si la mort dépendait d'une forte pression des nerfs cardiaques causée par l'ossification des artères coronaires. Comment imaginer que la vitalité du cœur pût s'éteindre aussi subitement et par une cause aussi légère que celle de la pression des nerfs cardiaques, tandis que leur ligature, leur section même, n'influent qu'indirectement sur les contractions du cœur?

« Si le cœur mourait le premier dans l'angine de poitrine, par l'effet de l'ossification de ses artères coronaires, on devrait trouver les vaisseaux sanguins des poumons affaissés et vides de sang, et l'oreillette et le ventricule gauche, au contraire, remplis d'un fluide passablement floride; tandis qu'on a remarqué que le sang contenu dans les vaisseaux soit artériels, soit veineux, avait une couleur très-noire, et qu'il ne se coagulait pas, même après une longue exposition à l'air.

« Enfin, on ne conçoit pas comment un cœur qui, malgré l'ossification de ses artères, a pu continuer l'exercice de ses fonctions, sans presque aucune altération sensible dans la circulation, tombe tout à coup, sans cause apparente, dans un état d'impuissance telle que la mort en soit la suite immédiate. »

Un fait assez remarquable dans l'histoire des causes de l'angine de poitrine est la différence bien tranchée qui existe entre les opinions professées en Angleterre, en Allemagne, en Italie, en France, et l'espèce d'absolutisme avec lequel les médecins, chez ces différents peuples, ont adopté l'opinion qui appartenait, pour ainsi dire, à leur pays. Nous venons de voir qu'en Angleterre, la théorie dominante subordonnait l'angine de poitrine à une lésion matérielle du cœur, et plus spécialement des artères coronaires. Aujourd'hui, il est vrai, cette théorie a perdu de sa puissance; mais il n'en est pas moins certain que c'est là qu'elle est née, là qu'elle a compté le plus de partisans, et qu'elle appartient en quelque sorte à l'Angleterre. L'Allemagne a été le berceau des diverses théories qui font jouer un rôle aux affections rhumatismales et goutteuses dans la production de l'angine de poitrine : c'est en Allemagne qu'elles se sont développées, c'est même là seulement qu'elles ont été adoptées; car, en France, par exemple, leur réfutation, si victorieusement présentée par Wichmann, y a été connue, grâce à la traduction de M. Bourges, presque aussitôt que ces théories mêmes, et ne leur a pas permis de se répandre. En Italie, la doctrine de Bréra, qui fait de l'angine de poitrine le résultat de la compression du cœur à la suite d'une altération pathologique et d'un développement anormal du foie, paraît avoir réuni un très-grand nombre de partisans, comme le prouvent les écrits de Zecchinelli, Averardi, Ricotti, etc.; et, chose digne de remarque! ce n'est encore que dans le pays qui l'a vu naître que cette doctrine compte des adhésions. Elle n'a franchi les Alpes que pour venir succomber sous les coups d'une juste critique; et mentionnée, réfutée dans tous les ouvrages publiés en France, on ne la trouve adoptée, regardée même comme probable nulle part. La France a, elle aussi, sa théorie qui lui appartient : c'est celle qui considère l'angine de poitrine comme une affection nerveuse, non simplement spasmodique, ainsi que l'avaient considérée Héberden et Mac-Bride, mais analogue aux affections névralgiques tant étudiées depuis Chaussier.

J'ai fait connaître les opinions professées en Angleterre sur la cause de l'angine de poitrine, je vais présenter en quelques mots celles que les auteurs allemands ont émises. Elles se résument dans une théorie unique, qui regarde l'angine comme une affection de nature rhumatismale ou goutteuse. Elsner l'attribue à un principe goutteux, et considère la douleur au bras, pendant le paroxysme, comme une affection arthritique. Butler lui donne le nom de *goutte diaphragmatique*, et ne voit en elle que le résultat d'un transport de l'affection goutteuse sur le diaphragme. Schœffer, Schmidt, Bergius, Hesse, etc., se sont aussi déclarés formellement en faveur de la nature goutteuse de l'angine de poitrine. C'est à un auteur allemand lui-même, à Wichmann, que j'emprunterai la réfutation de cette théorie. « Je n'ai point trouvé, dit-il, confirmée dans ma pratique l'idée de quelques savants sur la cause supposée arthritique de cette maladie. Parmi les cas que j'ai eu occasion d'observer (leur nombre peut s'élever à treize environ), je n'en ai vu manifestement aucun qui eût la goutte bien caractérisée, ou même seulement cachée; et, chose bien singulière! les deux femmes que j'ai observées, atteintes de l'angine de poitrine, étaient aussi les seules qui eussent quelque chose de semblable à la goutte, sans être même alors bien prononcée. Si la goutte était la véritable cause de l'angine de poitrine, elle n'aurait pas dû manquer chez tous les sujets que j'ai vus atteints ou mourir de cette maladie. On aurait dû au moins en apercevoir quelques traces. Je ne pourrais pourtant pas assurer qu'un malade avec la goutte ne soit jamais exposé à être atteint de l'angine de poitrine, ou que celui qui a l'angine de poitrine ne soit jamais sujet à l'arthritis; car pourquoi une personne affectée d'angine de poitrine devrait-elle être garantie plus que toute autre de la goutte? Celle-ci est aussi peu cause de celle-là, que la maladie vénérienne est cause de la vraie gale, lorsque cette dernière se montre dans la vérole. »

En Italie, Brera a le premier soutenu l'opinion que l'angine de poitrine était le résultat d'une paralysie momentanée du cœur, due à la pression exercée sur cet organe par les viscères abdominaux, et notamment par le foie tuméfié. Jahn avait déjà considéré l'angine comme une paralysie incomplète du cœur, mais sans l'attribuer à la cause mécanique que les médecins italiens ont invoquée. Cette opinion de Brera a été soutenue par différents auteurs, et l'on sait qu'à l'époque où Ricotti écrivit sa lettre au docteur Ricci, presque tous les observateurs italiens se ralliaient, comme Ricci nous l'apprend, à l'opinion de Brera. Je n'ai pas grand'chose à dire pour réfuter la manière de voir du médecin de Padoue; je rappellerai seulement qu'elle est basée sur les faits que renferme le travail de Brera, et qu'il est résulté de l'examen auquel je me suis livré plus haut, que tous ces faits sont à rayer de l'histoire de l'angine de poitrine. Quant au fait de Ricotti, c'est un cas bien caractérisé d'angine; mais les détails de l'autopsie nous ont fait voir que rien n'autorise la conclusion qu'il en tire. Je dois ajouter, qu'indépendamment de la nullité de ces observations, il est certaines considérations physiologiques et pathologiques qui ne permettent pas d'adopter l'opinion de Brera. C'est ainsi qu'il est fort difficile de concevoir comment les symptômes de l'angine ne se produiraient que d'une manière intermittente, tandis que la compression exercée sur le cœur serait continue; on sait à quelle explication Ricci est obligé de recourir pour résoudre cette objection. J'ajouterai qu'on ne rencontre pas les symptômes de l'angine dans l'hypertrophie du foie, et que si, dans certains cas de maladie de cet organe, on observe des douleurs dans les bras et la poitrine, elles n'ont pas le caractère des douleurs de l'angine, et ne s'accompagnent pas des autres symptômes qui constituent cette affection.

Le climat de l'Italie et le tempérament de ses habitants, devant rendre les affections bilieuses assez fréquentes, il est probable que ce qui a induit les partisans de Brera en erreur, et ce qui contribue à les tromper, c'est qu'il est arrivé, et que sans doute il arrive quelquefois encore, de rencontrer l'angine de poitrine coexistant avec une maladie de l'organe hépatique. Pour des esprits déjà prévenus en faveur de l'opinion de Brera, la conséquence est, en quelque sorte, forcée, l'angine est mise sous la dépendance de l'affection du foie. Je rapporterai à ce sujet l'observation suivante. C'est un exemple d'angine de poitrine coïncidant avec une maladie du foie. Nul doute qu'un disciple de Brera n'y vît une nouvelle confirmation de la théorie de son maître.

M. C., âgé de quarante-cinq ans, d'une constitution bilioso-sanguine, d'un caractère actif et décidé, ayant éprouvé des vicissitudes de fortune, ne connut d'autres maladies jusqu'à quarante-deux ans que des affections syphilitiques de diverses espèces, pour lesquelles il prit beaucoup de remèdes. A cette époque, il commença à s'apercevoir d'une faible gêne dans la respiration. Il consulta plusieurs médecins des États-Unis, qu'il habitait, suivit leurs conseils; et, voyant que les accidents n'en allaient pas moins croissant de jour en jour, il repassa en France, sa patrie, dans l'espoir d'y être plus heureux. Mais la traversée fut dure, et lorsque M. C. débarqua au Havre, il était près d'expirer; c'était le 12 mars. M. le docteur Lechevrel fut appelé, et le trouva haletant, ne pouvant parler que par monosyllabes.

« Tous les accidents que j'observais, dit M. Lechevrel dans le Mémoire qu'il a rédigé lui-même, et que le malade soumit à Paris aux praticiens qu'il consulta, auraient pu se rapporter à l'hépatite; mais les détails fournis par le malade, et par quelques compagnons de voyage, ne me laissèrent aucun doute sur l'existence d'une maladie antérieure, la sternocardie.

« Les symptômes de l'hépatite étaient tellement graves, qu'ils durent attirer tout d'abord l'attention. »

Sans entrer dans les détails du traitement, je me bornerai à dire qu'il fut couronné d'un plein succès. A la fin de mars, le foie était réduit à son volume ordinaire; le malade se levait, buvait sans dégoût, et ressentait quelque appétit; mais s'il parlait avec feu, ce qui lui arrivait souvent; s'il faisait un mouvement rapide, l'anhélation revenait de suite, une douleur vive se faisait sentir derrière le sternum, et le forçait de rester court. Le pouls était égal, un peu dur; la température de la peau naturelle; il n'y avait d'oppression que lorsque le malade faisait des mouvements précipités; il mangeait avec appétit; le ventre était libre, mais les urines rares et sédimenteuses, et les pieds gonflés, un peu durs. Supposant que l'anhélation avait son siége dans le cœur et les gros vaisseaux, on fit appliquer dix sangsues à l'anus, on donna quelques cuillerées d'une potion oxymélée, des pilules d'assa fœtida et d'aloës, de la tisane de saponaire tartarisée. En deux jours les urines furent abondantes et les malléoles dégonflèrent. Chaque nuit le malade suait abondamment; chaque jour il sortait, se promenait à cheval, en voiture; mais la douleur de la poitrine revenait souvent, même au repos. La main gauche s'empâta un peu et fit craindre un hydrothorax commençant. En conséquence, on substitua le vin scillitique par cuillerées à la potion oxymélée; on appliqua tour à tour deux vésicatoires volants, le premier au côté gauche du thorax, un peu en arrière; le second à la région même du cœur; et lorsqu'ils furent secs l'un et l'autre, on en plaça un troisième au bras gauche.

Le succès de cette médication fut tel que, dans les premiers jours de juin, le malade se croyait complétement guéri. « Il s'occupait de nouveau de ses affaires, dit M. Lechevrel, et parlait d'un long voyage, lorsque le 9, après une conversation animée, et quelque émotion vive, il fut saisi d'une dyspnée violente, palpitations, suffocations, éructations, trouble général. Une potion de menthe et d'éther calmèrent les premiers accidents; mais il resta de l'oppression, de la toux, une inappétence complète, et un point douloureux à l'épigastre. A ces premiers symptômes se joignirent bientôt l'insomnie, la soif, une anxiété profonde, de la jactation, l'impossibilité de rester droit, soit au lit, soit debout; de la mélancolie, des palpitations presque continuelles, de la constipation, des urines rares, rouges, une fièvre très-aiguë qui ne pouvait me laisser de doute sur une phlegmasie dont je supposai le siége vers le petit lobe du foie. Une forte saignée, le 16, modéra les douleurs. Boissons réfrigérantes; bains tièdes, lavements émollients, etc. Une deuxième saignée, le 19, donna un sang couenneux comme le premier, et diminua encore les palpitations et les angoisses précordiales. Une troisième saignée, le 22, acheva de tout calmer. Aux vomissements très-bilieux et très-pénibles des jours précédents succédèrent des évacuations alvines copieuses, noirâtres, que nous favorisâmes au moyen de l'eau de Sedlitz et du petit lait tartarisé. Alors la douleur de l'épigastre sembla se porter vers le rein gauche : on y fit des fomentations, on plaça dix sangsues sur cette région, et à l'anus le 24. Toute douleur cessa; le malade, fort affaibli, commença à ressentir de l'appétit. Le 27, il sortit en promenade, et le 30 il ne pouvait contenir son appétit; mais il avait encore de fréquentes constrictions de la poitrine, même étant assis et en repos.

« Du 1er au 15 les forces ont rapidement monté, les digestions se font bien, le ventre est libre, les urines claires, le thorax sonore; mais, en appuyant sur la région du cœur, on y sent un mouvement tumultueux, beaucoup plus étendu que le cœur même, et que le pouls ne semble pas partager, puisque ses battements sont égaux, réguliers, hormis les temps de grandes crises. Le malade ne prend maintenant qu'une bouteille d'eau de Seltz par jour pour tout remède; toutes ses fonctions se font bien, celles du cœur excepté. Les malléoles ne sont nullement gonflées, le système hépatique paraît entièrement libre. »

Comme on le voit dans cette observation, l'affection du foie fut une complication et non la cause de l'angine de poitrine. Celle-ci avait débuté antérieurement à l'hépatite, puisque cette dernière n'éclata qu'au Havre, et que, depuis trois ans, le malade éprouvait ce que le mémoire à consulter appelle de la gêne de la respiration, et qu'en outre, pendant la traversée, il avait donné à ses camarades de voyage le triste spectacle de sa maladie. Ce qui achève encore d'établir l'indépendance des deux affections, c'est que, lorsque M. C. arriva à Paris, la maladie du foie était guérie, l'appareil hépatique paraissait entièrement libre, et la sternocardie, pour nous servir de l'expression de Brera, était la seule chose pour laquelle il réclamât des secours. L'angine de poitrine fut donc, dans ce cas, antérieure au développement de l'affection du foie; elle persista après sa disparition : il serait par conséquent tout à fait illogique de la mettre sous sa dépendance. Il est beaucoup plus vrai, je crois, de la considérer comme une conséquence de l'affection du cœur. Mais avouons que, pour arriver à cette conclusion, il faut un examen impartial de tous les points de ce fait, et qu'un esprit prévenu en faveur de l'opinion de Brera eût eu beau jeu, car l'enchevêtrement des deux maladies autorisait ici, plus que jamais, à regarder l'une comme la conséquence de l'autre.

J'arrive à ce qui concerne l'exposé des opinions émises en France sur la nature de l'angine de poitrine,

J'ai déjà dit quel était leur caractère général. Pour la plus grande partie des médecins français, l'angine de poitrine est une affection nerveuse, de la nature des affections névralgiques. Héberden émit le premier une opinion dont la théorie des médecins français n'est que le développement. S'appuyant sur un certain nombre de considérations que Mac-Bride a reproduites, et qu'on lui attribue à tort, Héberden considéra l'angine comme une affection spasmodique. Les considérations sur lesquelles il fondait son opinion étaient surtout relatives à la manière subite dont apparaît la douleur, à sa prompte cessation, aux longs intervalles de bien-être qu'elle laisse, à l'influence qu'ont sur elle les passions de l'âme, à son apparition chez quelques malades après le premier sommeil, à l'heure où reparaissent en général la plupart des affections justement attribuées à l'altération des fonctions du système nerveux, etc., etc. L'opinion ne fut guère partagée que par un petit nombre d'auteurs, Mac-Bride, Robert Thomas, Hamilton. Héberden n'avait précisé en rien le siége de ce spasme, auquel il rapportait l'angine de poitrine; il tendait cependant à le placer dans le cœur, à cause de l'état où il avait trouvé cet organe. Darwin le plaça dans le diaphragme; Schœffer, dans les vaisseaux pulmonaires, etc. Mais toutes ces tentatives de localisation ne réunirent pas plus de partisans que la vague théorie d'Héberden; et toutes ces opinions disparurent bientôt, débordées en quelque sorte par la théorie de Jenner et de Parry.

En 1811 parut l'ouvrage de M. Desportes. Après avoir exposé et réfuté la plupart des opinions émises avant lui, sur la nature et sur le siége de l'angine de poitrine, ce praticien en développa une nouvelle, qui consistait à regarder cette affection comme une névralgie interne. Il fonda surtout sa théorie sur l'analogie qui existe entre l'intensité et la nature des douleurs névralgiques, et la nature et l'intensité des douleurs de l'angine. Les unes et les autres sont lancinantes, courtes; lorsqu'elles se prolongent, elles deviennent sourdes, et déterminent l'engourdissement des parties qui en sont le siége; les unes et les autres suivent exactement le trajet de nerfs et de rameaux nerveux. M. Desportes avait établi, comme je l'ai dit, plusieurs périodes dans la marche de la maladie; la première correspondait à l'état de simplicité de l'angine de poitrine, la seconde à sa complication avec une lésion des fonctions circulatoires et pulmonaires. Faisant l'application de sa théorie nouvelle à ces deux stades, il pensa que, dans le premier, la névralgie était bornée aux filets des plexus pulmonaires et cardiaques, tandis que, dans le second, les organes auxquels ces filets se rendent étaient eux-mêmes lésés. Ainsi donc, pour M. Desportes, l'angine de poitrine était une névralgie du pneumo-gastrique et des nerfs cardiaques, et les altérations du cœur ou des vaisseaux en étaient les effets.

L'idée de rattacher l'angine de poitrine aux névralgies n'appartient pas à M. Desportes, quoi qu'on en ait dit, et quoiqu'il paraisse le croire lui-même. Trois ans avant la publication de son livre, Baumes avait écrit, en parlant de la douleur sternale : « C'est ce sentiment douloureux, extrêmement vif, qui justifie la classification de cette affection morbide, non parmi les essoufflements où l'a placée Mac-Bride, ni parmi les syncopes où l'a rangée Parry, mais dans le genre *névralgie.* » Quoi qu'il en soit de ce passage, que je n'ai cité que parce que M. Desportes ne le reproduit pas, et qu'il consacre cependant un paragraphe à établir que nul avant lui n'avait entrevu cette analogie des névralgies et de l'angine de poitrine; quoi qu'il en soit, dis-je, de ce passage, il est certain que c'est à M. Desportes qu'appartient l'honneur d'avoir érigé cette idée en théorie, et de l'avoir entourée du concours de preuves et de rapprochements qui l'ont fait entrer dans la science, et en ont fait l'opinion généralement adoptée en France.

Quatre ans plus tard, Jurine publia son Mémoire. Traitant avec trop de dédain peut-être la théorie de M. Desportes, il en dit à peine quelques mots, et lui en substitua une autre dans laquelle était invoquée l'affection des nerfs pulmonaires, mais non plus seule. Pour Jurine, l'angine de poitrine, quoique ayant son siége dans les mêmes rameaux nerveux, n'est plus une *névralgie*, comme pour M. Desportes; c'est une *affection particulière* des nerfs pulmonaires, qui, se combinant avec un état de faiblesse des poumons, détermine une oxygénation incomplète du sang, diminue la propriété stimulante de ce fluide, et finit un jour, en l'éteignant, par amener la mort subite.

En somme, l'explication de Jurine est celle de M. Desportes, à cette différence près, qu'il substitue le mot *affection particulière* des nerfs pulmonaires à celui de *névralgie*, et qu'il fait jouer un certain rôle à l'état d'affaiblissement du poumon. Ce qui détermina Jurine à faire intervenir cette disposition particulière de l'organe pulmonaire, et à ne pas tout expliquer par la seule affection des nerfs, c'est qu'il prétendit que, dans certains cas, cet affaiblissement, cette fatigue des fonctions respiratoires, déterminait des accidents analogues, à leur intensité près, à ceux de l'angine de poitrine. Il invoqua, par exemple, ce qu'éprouve le vieillard chez lequel le poumon a perdu une partie de son énergie, lorsqu'il vient à gravir une montagne. « Il est oppressé, dit Jurine, il sent ses jambes lui refuser le service; il est obligé de s'arrêter pour reprendre haleine; il éprouve, en un mot, une véritable angine de poitrine, qui ne diffère de celles qui font le sujet de ce Mémoire, que parce que les nerfs du poumon, n'étant pas malades, peuvent recruter, par un peu de repos, l'énergie suffisante pour opérer la complète oxygénation du sang. » Jurine invoqua, en outre, ce que l'on éprouve dans l'ascension d'une haute montagne; et, s'appuyant sur les récits de de Saussure et de Bourguer, sur ce qu'il avait éprouvé lui-même, il en conclut que l'angine de poitrine avait évidemment son siége dans l'organe, qu'elle n'était autre chose que l'effet de l'alliance d'une faiblesse du poumon, jointe à une affection particulière des nerfs, « sur laquelle, dit-il, je m'abstiens de me prononcer. » En d'autres termes, la fatigue du poumon, soit qu'elle résulte de la faiblesse due aux progrès de l'âge, soit qu'elle provienne de l'exercice forcé auquel cet organe est soumis dans l'ascension d'une haute montagne, détermine des symptômes analogues à ceux de l'angine de poitrine; cependant, dans ces cas, il n'y a pas encore angine; il n'y a angine que du moment où cette faiblesse, naturelle ou acquise, se complique d'une *affection particulière* des nerfs.

La théorie de Jurine est présentée dans son Mémoire d'une manière assez ingénieuse; elle n'a cependant pas réuni de partisans. On ne comprend pas, en effet, la nécessité de cette intervention de l'affaiblissement des poumons; mais ce qui frappe surtout cette théorie de nullité, c'est que l'observation ne confirme en rien ce que Jurine avance de l'oxygénation incomplète du sang. Il résulte, en effet, de sa théorie, que les malades devraient succomber à une véritable asphyxie; or il n'en est rien. La mort est subite, et non lente, comme cela devrait être, d'après ses idées; en outre, elle n'arrive presque jamais à la fin d'un paroxysme; elle survient, dans la très-grande majorité des cas, entre deux attaques : or il ne devrait pas en être ainsi si elle était le résultat d'une asphyxie due à la maladie; elle devrait avoir lieu, dans tous les cas, à la fin d'un accès violent.

Enfin, le sang ne s'offre presque jamais avec les caractères qu'il présente chez les asphyxiés.

Je ne veux pas terminer ce qui est relatif à l'explication proposée par Jurine, sans faire une remarque qui n'est pas sans intérêt. Une des circonstances qui engagèrent surtout Jurine à faire intervenir l'affaiblissement du poumon dans l'étiologie de l'angine de poitrine, c'est qu'il prétendait avoir ressenti lui-même ces espèces d'attaques d'angine *artificielle*, dont il retrouvait les traces dans les écrits de de Saussure. Voici ce qu'il dit à cet égard : « J'ai souvent éprouvé moi-même, et dans les mêmes circonstances, toutes les sensations qu'a si exactement décrites le célèbre de Saussure; mais j'ai eu de plus, et constamment, une douleur angoissante dans le bras gauche, qui se faisait sentir à l'insertion du muscle deltoïde, et qui, si je persistais à marcher, se propageait le long de la partie postérieure de l'avant-bras, jusqu'au bout des doigts annulaire et auriculaire, et y occasionnait une telle insensibilité, que je pouvais les pincer fortement sans m'en apercevoir. Quelques minutes de repos faisaient disparaître cet accident nerveux, qui renaissait bientôt après, et que je ressens encore dans la plaine, lorsque je me hâte pour monter un plan incliné, surtout dans les chaleurs. » Le tableau que Jurine présente là est, en effet, celui d'une attaque légère d'angine de poitrine; mais lorsque je songe qu'il écrivait ces lignes en 1815, et que, quatre ans plus tard, il succombait à l'affection qui nous occupe, je me demande s'il n'en ressentait pas déjà les atteintes, et si ce qu'il signalait alors comme un effet physiologique plus ou moins analogue à ce qu'avait signalé de Saussure, n'était pas déjà un léger paroxysme d'angine de poitrine méconnue.

On trouve dans différentes parties des ouvrages de M. le professeur Piorry une opinion nouvelle sur la nature de l'angine de poitrine. D'après ce praticien, c'est bien une névralgie; mais, au lieu d'être une névralgie interne, une névralgie du pneumo-gastrique ou des nerfs cardiaques, c'est une névralgie externe, une névralgie *brachio-thoracique*. Cette opinion est fondée sur un certain nombre d'observations que cite M. Piorry. Après les avoir lues, il est impossible de ne pas être de l'avis de cet auteur; les cas qu'il cite sont en effet des névralgies brachio-thoraciques, seulement ce ne sont pas des cas d'angine de poitrine : il y a eu erreur de diagnostic. Voici, du reste, l'une de ses observations; sa lecture suffira pour justifier mon jugement; elle est insérée dans la *Clinique médicale* de M. Piorry, sous le titre d'*Observation remarquable d'angine de poitrine.*

« Une femme âgée entra à la clinique de la Pitié, présentant les symptômes et les signes physiques de l'hypertrophie du cœur. Elle ressentait en outre, dans l'épaule gauche, des douleurs intolérables qui s'étendaient comme un trait dans le bras jusqu'aux doigts, dans tout le côté gauche du thorax, et qui produisaient alors un sentiment de constriction dans le cœur, et menace de suffocation. Ces douleurs ressemblaient parfaitement à celles que l'on éprouve lorsqu'on se heurte le nerf cubital au coude. Il y avait des paroxysmes pendant la nuit, mais on ne remarquait pas d'intermittence franche. » On eut recours aux saignées générales, aux antipasmodiques; enfin, on appliqua trente sangsues à l'épaule d'où la douleur semblait partir. Un érysipèle survint et enleva la malade. On trouva à l'autopsie les lésions de l'hypertrophie, mais rien aux artères coronaires ni ailleurs.

Ainsi que j'ai déjà eu occasion de le dire, c'est à M. Gintrac, dont les publications remontent à 1834 et 1835, et non à M. Corrigan, dont le Mémoire n'a été inséré dans les journaux anglais qu'en 1838, qu'appartient l'opinion qui rattache l'angine de poitrine à l'aortite. Il y a plus : cette opinion est présentée par M. Corrigan d'une manière si absolue, et cependant les faits qu'il donne à l'appui ont si peu de valeur, qu'elle n'eût indubitablement été prise en aucune considération, s'il n'y eût eu que ce travail pour la faire valoir.

M. Gintrac ne pense pas que l'angine de poitrine soit, dans tous les cas, la conséquence d'une irritation chronique de l'aorte; il admet qu'elle est quelquefois essentielle, purement nerveuse; mais ces cas sont rares en comparaison de ceux où il existe une lésion de l'aorte. Il appuie son opinion sur les faits qu'il a observés lui-même, et dont l'un a présenté ces altérations si remarquables dont j'ai parlé en traitant de l'anatomie pathologique de l'angine de poitrine; il montre en outre que les observations rapportées par les auteurs, qui présentent l'angine dessinée de la manière la plus exacte, caractérisée par ses attributs les plus évidents, ont constamment offert une affection primitive de l'aorte; tandis que les cas dans lesquels on ne l'a pas observée sont précisément ceux qu'un examen attentif fait rejeter comme défectueux, inexactement observés, ou étrangers à l'angine de poitrine. M. Gintrac cherche encore à faire valoir, à l'appui de son opinion, quelques considérations tirées du siége de la douleur, de l'âge et du sexe des malades, du mode de terminaison le plus fréquent, enfin d'une espèce de métastase que j'ai signalée précédemment, que M. Gintrac a observée une fois, et qui s'explique sans peine en regardant l'irritation de l'aorte comme la cause de l'angine de poitrine, et en admettant un déplacement de cette irritation.

Je reviendrai plus tard sur cette théorie; je ne veux ici qu'éclaircir un point du travail de M. Gintrac, qui me paraît demander quelque application. M. Gintrac dit : « Je puiserai encore dans les principales circonstances de la maladie des preuves favorables à l'opinion que je présente sur sa nature. 1° Le siége de la douleur répond exactement au lieu que l'aorte occupe derrière le sternum. De cette situation constante, invariable, du siége de la douleur, dérive le nom de *sternalgie*, donné par Baumes à l'angine de poitrine. 2° Cette douleur ordinairement s'incline un peu à gauche; telle est aussi la direction de l'aorte. 3° Cette sensation pénible se propage avec une sorte d'engourdissement vers les bras, les côtés du cou, etc.; elle suit et dessine pour ainsi dire le trajet des principales artères qui naissent de la courbure sous-sternale de l'aorte.» Ces lignes disent clairement que, pour M. Gintrac, la douleur si violente de l'angine de poitrine a son siége dans les parois artérielles, et qu'elle n'est en quelque sorte qu'un symptôme d'un certain degré ou d'une certaine espèce d'aortite. C'est une opinion que je ne puis partager. J'adopte pleinement, comme je le dirai bientôt, la manière de voir de M. Gintrac. Je crois avec lui que si, dans quelques cas, l'angine de poitrine est une affection purement nerveuse, elle est, le plus souvent, sous la dépendance d'une affection chronique de l'aorte; mais je ne crois pas que, même dans ces derniers cas, la douleur qui la caractérise ait son siége dans les parois des vaisseaux malades. Qu'elle soit primitive, qu'elle soit secondaire, l'angine de poitrine a toujours le même siége; ce sont, comme j'espère le démontrer d'une manière évidente, les nerfs cardiaques. Quand l'angine de poitrine est essentielle, ils sont primitivement affectés; quand elle est liée à une lésion de l'aorte, ils ne le sont que secondairement, mais ils le sont dans tous les cas. Il m'est impossible de comprendre qu'une affection ait son siége tantôt dans les tuniques artérielles lorsqu'elle est secondaire, tantôt dans les nerfs cardiaques lorsqu'elle est primitive; car je ne suppose pas que, dans ce dernier cas, lorsque l'aorte n'est pas altérée, M. Gintrac place le siége de la douleur dans les parois de cette artère. Mais j'aurais tort d'insister sur ce point, car les lignes suivantes, extraites de la seconde partie du Mémoire de M. Gintrac, prouvent qu'il partage l'opinion que je défends, et qu'il a modifié les idées émises dans les lignes précédemment citées. « Dans l'angine de poitrine, dit M. Gintrac, il est probable que les nerfs du plexus cardiaque sont affectés, qu'ils sont les agents de cette douleur si violente que les malades expriment; agents, il est vrai, secondaires, lorsqu'il existe des lésions organiques aussi évidentes que celles dont j'ai fait mention. »

Pour M. Gintrac, comme pour moi, l'angine de poitrine, qu'elle soit primitive ou consécutive, a donc le même siége, et ce n'est pas dans les parois de l'aorte qu'il réside.

---

§ III.

DE LA NATURE ET DU SIÉGE DE L'ANGINE DE POITRINE.

Il me reste à dire l'opinion que je me suis faite de la nature et du siége de l'angine de poitrine.

Qu'est-ce que l'angine de poitrine? — Sans me préoccuper encore du siége de la maladie, je n'hésite pas à répondre : *L'angine de poitrine est une névralgie.* — Ce qui met ce fait hors de doute pour moi, c'est d'abord le caractère de la douleur : cette douleur est courte, lancinante, pongitive, quelquefois brûlante; elle se manifeste par accès irréguliers, quelquefois périodiques; elle dessine assez exactement le trajet d'un nerf; elle ne s'accompagne à l'extérieur de la partie qu'elle affecte ni de rougeur ni de tuméfaction; elle ne donne lieu à aucune réaction générale. Limitée dans les premiers temps aux nerfs ou aux filets nerveux dans lesquels elle a débuté, elle envahit ensuite ceux auxquels des anastomoses les lient; elle laisse après elle, dans les parties qui en ont été le siége, un engourdissement, un malaise particulier.

Ce qui, en outre, confirme cette analogie entre l'angine de poitrine et les douleurs névralgiques, c'est que, dans certains cas, elle succède à d'autres névralgies, soit par un brusque déplacement, soit par une sorte de marche progressive, d'extension d'un filet à l'autre de la douleur névralgique. Je pourrais citer plusieurs exemples à l'appui de cette dernière assertion; je me bornerai à rapporter l'observation de M. Téallier; et comme cette observation, rédigée dans tous ses détails, est fort étendue, j'emprunterai à M. Téallier lui-même le résumé qu'il en donne dans la seconde partie de son travail.

« On voit la maladie débuter, il y a treize ans, dans les nerfs qui sortent de la partie latérale droite de la portion lombaire de la moelle épinière, et suivre ces nerfs dans leur trajet et dans leurs distributions dans l'aine, la cuisse et la jambe. La douleur qui la caractérise existe pendant un court espace de temps, douze, vingt-quatre, trente-six heures; se dissipe spontanément, revient irrégulièrement quatre ou cinq fois par année, et n'est point assez grave ou assez prolongée pour que la malade ait le temps ou la volonté de lui opposer quelques moyens thérapeutiques. Elle n'apporte d'ailleurs aucun trouble dans les fonctions, qui s'exécutent avec régularité. Deux ans après sa première apparition, elle est remplacée par une gastralgie, qui persiste pendant six semaines avec des vomissements opiniâtres, et ne se dissipe que lorsque la maladie revient à son siége primitif. Pendant onze ans il y eut parfois quelques retours passagers de la douleur dans l'aine, et quelques catarrhes dans la saison froide et humide.

« C'est dans le mois de novembre de l'année 1825, par un temps froid et brumeux, que la névralgie se fait sentir derrière le sternum. Dès ce moment la douleur de l'aine ne reparaît plus, ou si elle se fait sentir, ce n'est que très-légèrement et très-passagèrement, et dans l'absence de celle de la poitrine.

« Cependant la douleur ne reste plus circonscrite dans le petit espace qu'elle occupait derrière le sternum; elle s'étend à la partie inférieure de cet os, elle gagne les nerfs laryngés, s'irradie dans les plexus brachiaux, et parcourt les nerfs qui en partent jusqu'à leurs extrémités les plus déliées. Fixée dans le nerf pneumo-gastrique, elle suit tous les rameaux qu'il envoie aux organes thoraciques, aux plexus cardiaque et pulmonaire, pénètre par ces agents de transmission dans le poumon et le cœur, rend la respiration brûlante et parfois suffocante, ou bien elle détermine, dans le centre circulatoire, une irritation violente, d'où les palpitations et la syncope. Ne se bornant point aux divisions thoraciques du pneumo-gastrique, la douleur franchit avec ce nerf la cloison diaphragmatique, s'attache au nerf stomachique et à ses nombreuses divisions, et met le trouble et le désordre dans les fonctions de l'estomac; le plexus hépatique n'en est point exempt, non plus que l'organe auquel il envoie ses rameaux. Enfin on la retrouve dans toute sa force dans le plexus solaire, auquel elle est transmise par le rameau gros et court qu'il reçoit du nerf de la huitième paire, et dans les filets qui, de ce plexus, vont se distribuer et se subdiviser dans les tuniques des intestins. Il n'est pas jusqu'aux nerfs dentaires supérieurs et inférieurs gauches qui n'aient été momentanément le siége de la douleur. Partout elle a le même caractère : dans le nerf crural, dans le pneumo-gastrique ou les rameaux dentaires du nerf de la cinquième paire, dans les plexus pulmonaire, cardiaque, hépatique ou solaire; toujours vive, déchirante, atroce, elle ne présente de différence que celle qui résulte du mode d'action et de réaction particulier à chaque organe qu'elle intéresse.

« Si on réfléchit sur le point de départ de la maladie, sur la longueur de sa durée, sur sa marche intermittente, son retour par paroxysmes, d'abord légers et de peu d'importance, croissant ensuite en gravité et en violence lorsqu'ils prennent leur source dans les centres nerveux qui distribuent la sensibilité aux organes intérieurs, on reste convaincu de l'identité de sa nature, quels que soient ces différents siéges. »

Je le répète donc, l'angine de poitrine est une névralgie, et je ne pense pas qu'on puisse aujourd'hui élever le moindre doute à cet égard. Mais quel est le siége de cette névralgie ?

M. Desportes se prononce pour le pneumo-gastrique; il admet cependant que la névralgie peut, par extension, gagner les nerfs cardiaques, et c'est même par cet intermédiaire qu'il explique les lésions du cœur qu'on rencontre si fréquemment à l'autopsie, ou que l'on constate quelquefois pendant la vie d'individus atteints d'angine de poitrine. M. Téallier partage la même opinion : le nom de pneumo-gastralgie, qu'il a proposé de substituer à celui d'angine de poitrine, le dit assez. Laënnec adopte l'opinion de M. Desportes, quant à la nature de la maladie; mais il s'en éloigne quant au siége. « Je crois, dit-il, que ce siége peut varier.... Ainsi, lorsqu'il y a à la fois douleur dans le cœur et dans le poumon, on doit penser que le nerf pneumo-gastrique est le siége principal de la maladie. Quand, au contraire, il y a simplement sentiment de pression dans le cœur, sans douleur dans le poumon et sans gêne extrême de la respiration, on pourrait plutôt croire que le siége de la maladie est dans les filets que le cœur reçoit du grand sympathique. »

L'opinion que j'adopte, et que j'espère mettre hors de doute par les développements qui vont suivre, n'est pas sans quelque analogie avec celle que Laënnec donne ici comme probable.

Je la formulerai dans les termes suivants :

« Le siége de la névralgie qui constitue l'angine de poitrine est dans les nerfs cardiaques; le plus souvent elle s'étend, par extension, au pneumo-gastrique. Dans quelques cas *parfaitement déterminés,* ce nerf est le siége exclusif de la maladie. »

Les pages qui vont suivre sont consacrées au développement et à la démonstration de ces propositions.

Je rappellerai d'abord une phrase de l'Anatomie générale de Bichat, relative à la différence que le système nerveux ganglionnaire offre, dans sa manière de sentir, lorsqu'on le compare au système nerveux de la vie de relation. « On a très-bien observé, dit-il, que les douleurs qu'on éprouve dans les parties où se distribuent les nerfs venant des ganglions ont un caractère particulier, qu'elles ne ressemblent point à celles qu'on éprouve dans les parties où se distribuent les nerfs cérébraux : ainsi le sentiment pénible qu'on éprouve aux lombes dans les affections de la matrice, les douleurs des intestins, les ardeurs de l'épigastre, etc., ne ressemblent point aux douleurs des parties externes ; *elles sont profondes, et portent au cœur, comme on dit.* » Cette observation de Bichat est d'une incontestable vérité. Les douleurs qui ont pour siége les nerfs du système ganglionnaire n'arrachent pas ces cris violents qui accompagnent les grandes douleurs des nerfs cérébro-spinaux. L'individu qui les éprouve, au lieu de manifester sa douleur par des cris, se concentre en lui-même. Il semble que cette douleur s'attaque aux sources mêmes de la vie, car le sentiment qu'elle fait naître est celui d'un anéantissement complet. Elle a quelque chose de profond, et, si j'osais me servir d'une expression qui rend parfaitement ma pensée, mais qui peut-être ne la fera pas aussi bien comprendre, elle a quelque chose de moral dont il est assez difficile de se bien rendre compte. C'est ce que l'on observe dans certaines coliques, mais surtout dans une affection dont les souffrances sont, à mon avis, le type des souffrances qui résident dans les nerfs ganglionnaires ; je veux parler du mal de mer, auquel un médecin de Brest, adoptant l'opinion professée par M. Keraudren sur la nature de cette affection, donnait récemment, avec raison selon moi, le nom de *gastro-entéralgie des navigateurs.* Y a-t-il le moindre rapport entre la nature des douleurs que cette affection détermine, et la nature de celles qui résident dans les nerfs de la vie de relation? Interrogez quiconque a passé par ces souffrances ; elles sont horribles, et cependant ce n'est pas par des cris qu'elles se traduisent : le sentiment qu'elles font naître n'est pas un désir extrême, instinctif, de s'y soustraire. Celui qui en est atteint ne va pas s'agiter, jeter les hauts cris, comme il le ferait si un instrument quelconque venait, soit peu à peu, soit tout à coup, à pénétrer dans les chairs et à les déchirer. Non ! le sentiment qui s'empare de lui est un sentiment de souffrance générale, plus morale que physique en quelque sorte; c'est un anéantissement qui lui fait entrevoir la mort et la lui fait désirer. Au lieu de crier, il s'agite, il s'isole, se tait, demeure étranger à tout ce qui l'entoure, indifférent aux sentiments qui lui parlaient le plus haut. Oui, je le répète, cette observation de Bichat est d'une incontestable vérité : les nerfs ganglionnaires ne souffrent pas comme les autres.

C'est dans cette différence, qu'offre aussi la douleur de l'angine de poitrine, comparée à la douleur des parties qui reçoivent leurs nerfs de l'axe cérébro-spinal, que je vais trouver la première preuve du siége de cette maladie dans les nerfs cardiaques.

Tous les auteurs qui ont écrit sur l'angine de poitrine, et tous les malades qui nous ont eux-mêmes transmis leur histoire, ou dont les récits ont été fidèlement transcrits par ceux qui les ont recueillis, s'accordent à dire que la douleur pathognomonique de cette affection est une douleur toute spéciale. Je citerai surtout ce qu'en dit le docteur Forbes, dans la description qu'il donne d'un accès d'angine. « Les malades décrivent diversement cette sensation, dit-il en parlant de la douleur sternale. C'est une pression, une constriction, une pesanteur, ou enfin une douleur pongitive, variant quant au caractère et au degré; quelquefois obtuse, quelquefois aiguë, tantôt déchirante, tantôt brûlante, d'autres fois lancinante. *Il semble toujours qu'il y ait quelque chose de spécial dans cette douleur*, quel qu'en soit le degré d'intensité, et qu'il s'y ajoute, si l'on peut ainsi dire, *quelque chose de mental; ce qui la distingue de la douleur qui a son siége dans les autres parties du corps*[1].» Cette différence, que le docteur Forbes a si bien caractérisée, est réelle, et je ne pense pas qu'aucun des praticiens qui ont eu occasion d'observer l'angine de poitrine, ou d'écrire sur cette affection, puisse la nier. Que l'on réfléchisse au tableau que présente un individu atteint, pendant la marche, d'une violente attaque d'angine de poitrine : ce n'est pas par des cris, de l'agitation, qu'il manifeste sa souffrance; il s'arrête tout à coup, il cherche à se cramponner aux objets environnants, s'appuie sur eux, et reste immobile sans proférer un mot, un cri; ou bien, s'il ne trouve pas cet appui qu'il cherche, il se baisse peu à peu, et s'assied avec le moins de mouvements qu'il peut. Son visage est pâle, ses yeux hagards, son corps couvert d'une sueur froide; la mort paraît imminente, non-seulement à ceux qui l'entourent, mais au malade lui-même. Cependant l'accès diminue, le malade croit renaître; il avoue qu'il lui semblait qu'il allait mourir; il paraît abattu, consterné; la douleur est depuis longtemps dissipée, qu'il conserve encore le souvenir de la *prostration morale* dans laquelle son apparition l'a plongé.

Déjà donc ce caractère *sui generis* de la douleur de l'angine de poitrine, conforme à celui que nous présentent toutes les douleurs qui ont leur siége dans les nerfs ganglionnaires, pourrait me permettre de conclure que cette affection a son siége dans les nerfs cardiaques, et non dans les nerfs cérébraux, qui pénètrent dans la poi-

[1] Le nom du docteur Forbes ne se trouve point compris parmi ceux des auteurs dont j'ai précédemment examiné les travaux sur l'angine de poitrine : cela vient de ce que je n'ai point eu une traduction entière de son Mémoire sous les yeux, mais seulement celle de quelques fragments.

trine, le pneumo-gastrique ; mais d'autres considérations vont venir rendre cette conclusion forcée.

Continuons :

Le thorax reçoit des nerfs provenant des ganglions, et ces nerfs peuvent être affectés de névralgies reconnaissables au caractère particulier de leur douleur ; c'est ce que je viens de chercher à établir. Mais le thorax livre aussi passage à des nerfs de la vie de relation, au pneumo-gastrique, par exemple, et en reçoit de nombreux rameaux. Ces nerfs, dans quelques cas, doivent être eux-mêmes affectés de névralgie, et, s'ils le sont, les douleurs auxquelles ces névralgies donnent lieu doivent précisément présenter les caractères des douleurs névralgiques des nerfs de la vie de relation, et ne plus offrir ce quelque chose de mental, de profond, que je donne comme appartenant exclusivement aux douleurs des nerfs ganglionnaires. En d'autres termes, si l'angine de poitrine est la névralgie des nerfs cardiaques seuls, comme je le prétends, il doit exister une autre affection qui est la névralgie du pneumo-gastrique, et celle-ci doit différer de la première, en ce que le caractère de ses douleurs doit être celui des douleurs qui appartiennent aux nerfs cérébraux. Il en est en effet ainsi. Les détails dans lesquels je vais entrer le prouveront ; ils serviront aussi, je l'espère, à éclaircir l'histoire de l'angine de poitrine, en permettant de classer convenablement plusieurs observations auxquelles on n'a su, jusqu'à ce jour, quelle place donner dans les cadres nosologiques, et qu'on a reléguées parmi les observations d'angine, quoiqu'elles présentassent des caractères tout à fait opposés à ceux qu'on observe dans cette affection.

On trouve, dans le numéro de décembre 1841 de la *Revue médicale,* un mémoire de M. le docteur Bouchut, alors interne des hôpitaux de Paris, sur la *marche et la nature de l'angine de poitrine.* Des quatre observations que ce travail renferme, une seule m'a paru pouvoir être regardée sans contestation comme un fait d'angine de poitrine. Les trois autres, comme je l'ai déjà dit, appartiennent à des sujets âgés, le premier de dix-neuf, le second de vingt et un, et le troisième de vingt-trois ans; les deux premières à des femmes, la dernière à un interne en pharmacie.

Voici comment la maladie débuta chez la première malade : « Le soir, immédiatement après le dîner, *elle fut prise d'étouffements*, puis elle ressentit une violente constriction à la poitrine; douleur vive au sternum et au cou, serrement à la gorge. Elle se coucha, et je la trouvai, dit M. Bouchut, assise sur son lit, *s'agitant dans tous les sens, et poussant de grands cris.* Face pâle, gonflée; larmoiement des yeux. La peau est fraîche, les extrémités sont froides; sueur générale et froide, suffocation imminente, douleur pongitive, excessivement aiguë à la partie antérieure gauche de la poitrine.... Trois heures après, l'accès durait encore, mais la douleur était moins vive....» L'accès dura douze heures environ, après lesquelles la douleur n'existait plus; mais la malade *étouffait encore un peu.* Pendant deux jours encore étouffements peu considérables. Dix jours après, la malade eut un second accès, beaucoup plus léger, qui ne dura que deux heures. Depuis, elle s'est toujours bien portée.

L'observation de M. Bouchut, relative à un interne en pharmacie, est plus significative encore pour moi. Il s'agit d'un jeune homme, âgé de vingt-trois ans, ayant un caractère excessivement irritable, et présentant tous les attributs du tempérament nerveux. Il avait été somnambule pendant une partie de sa jeunesse, et eut quelques années auparavant une fièvre cérébrale, lorsqu'il présenta pour la première fois les accidents que M. Bouchut a rapportés à l'angine de poitrine. « Pendant une nuit du mois de septembre 1839, au milieu du sommeil, et *sans cause appréciable*, il éprouva une vive douleur à la région précordiale; *puis il perdit connaissance. Il se débattait dans son lit, en criant et se frappant la poitrine.* Le bruit nous ayant éveillés, M. Altham, mon collègue, et moi, nous courûmes lui porter nos soins. Nous trouvâmes ce malheureux jeune homme évanoui; car il ne nous vit pas, quoique ses yeux fussent ouverts et mobiles. Il se tordait sur sa couche, *comme s'il voulait échapper à la douleur; sa main parcourait sa poitrine, en arrachant son linge*, et de temps à autre *il s'écriait d'une voix altérée :* « Oh! mon Dieu! ôtez ce poids, j'étouffe. » Cette attaque dura demi-heure environ. Un mois après, elle se reproduisit avec les mêmes caractères. *Il frappait sur le sol avec ses poings fortement serrés, et il se meurtrit tout le poignet droit.* Plusieurs attaques semblables survinrent encore; puis le malade s'étant marié, cet événement parut produire une heureuse diversion sur lui, et ses souffrances disparurent pour ne plus se montrer.

Ces deux observations, jointes à une troisième qui présente une grande analogie avec celles-ci, mais que je ne rapporte pas, parce que les symptômes sur lesquels je veux insister ne furent pas aussi prononcés, sont donnés par M. Bouchut comme des exemples d'angine de poitrine. Elles présentent, en effet, quelques points de ressemblance avec cette affection. Cette douleur pongitive sous le sternum, cette anxiété extrême, cette instantanéité dans l'apparition des douleurs, tout cela appartient à l'angine de poitrine; mais ce qui ne lui appartient plus, c'est cette agitation en tous sens, ces cris que poussaient les malades, ces étouffements, cette prolongation de l'attaque, etc. Cette agitation et ces cris ne sont plus les caractères de la douleur qui appartient aux nerfs ganglionnaires; ce sont, au contraire, ceux de la douleur qui réside dans les nerfs cérébraux; en d'autres termes, ce n'est pas là la névralgie des nerfs cardiaques, l'angine de poitrine; c'est la névralgie du pneumo-gastrique, la *pseudo*-angine de poitrine, la véritable pneumo-gastralgie. Cette main qui parcourait la partie antérieure de la poitrine comme pour en arracher la griffe de fer qui la labourait, cette voix altérée qui demandait du secours, ces poings fortement serrés qui frappaient le sol, tous ces traits constituent le véritable tableau de la douleur ordinaire, lorsqu'elle est extrême, de la névralgie des nerfs cérébro-spinaux, lorsqu'elle est intense, mais ce n'est certes ni le tableau de l'angine de poitrine ni le caractère de sa douleur.

On verra par la suite quelle est la cause de ces étouffements, qu'on ne rencontre pas dans l'angine de poitrine, et qui doivent nécessairement exister dans la pneumo-gastralgie, comme je le démontrerai plus bas.

Si je n'avais que les deux ou trois faits de M. Bouchut à donner comme exemples de cette affection, que je n'hésite pas à considérer comme tout à fait distincte de l'angine de poitrine, et que j'appelle *pseudo-angine, névralgie du pneumo-gastrique*, ou *pneumo-gastralgie*, on pourrait croire que ces faits sont exceptionnels, et n'autorisent pas la distinction que je veux établir. Mais ces faits ne sont pas les seuls que je puisse produire; cette névralgie du pneumo-gastrique est assez fréquente, et je crois qu'elle a seulement été méconnue jusqu'à ce jour.

Je citerai d'abord un passage de M. Andral (*Traité de l'auscultation*, de Laënnec, *annoté* par Andral, t. II, p. 389) qui me paraît se rapporter au cas que je signale. « J'ai été consulté plusieurs fois, dit cet auteur, par des individus qui me racontaient qu'à des intervalles plus ou moins rapprochés, soit sous l'influence d'émotions, soit sans cause connue, ils étaient pris d'une difficulté extrême de respirer, avec sentiment d'angoisse inexprimable, constriction très-pénible de la poitrine, etc. Cet état, pendant la durée duquel ils craignaient de mourir faute de pouvoir respirer, se prolongeait pendant un certain nombre d'heures; puis il cessait, soit brusquement, soit graduellement, et ces individus revenaient ensuite à toute l'intégrité de leur santé. Dans les intervalles de leurs accès, ils ne toussaient jamais, ils ne ressentaient pas la moindre gêne de la respiration. J'ai examiné ces malades avec la plus grande attention, et je n'ai trouvé chez eux ni trace d'affection, soit du cœur, soit des gros vaisseaux, ni indice d'aucune maladie de l'appareil respiratoire, et en particulier d'un emphysème pulmonaire, que j'ai cherché en pareil cas, et que je n'ai pas trouvé. » Les cas dont parle M. Andral n'étaient pas exactement semblables à ceux dont j'ai parlé plus haut; la douleur n'était pas aussi aiguë, aussi caractéristique de la névralgie; l'affection était peut-être moins prononcée; mais je pense que ces différents cas étaient cependant de même nature. A n'en pas douter, c'est à une affection du même genre, à une névralgie du pneumo-gastrique, que doit être rapportée la singulière observation de Franzieri, dont Hallé nous a laissé la traduction dans le t. 1er du *Journal de médecine* de Corvisart, sous le titre de *Mémoire sur une difficulté de respirer périodique, qui prouve l'influence de la lune sur le corps humain*. Je ne puis rapporter ici cette observation, qui est excessivement étendue; mais les passages suivants justifieront le rapprochement que je crois pouvoir faire :

« En 1775, une dame.... parvenue à l'âge de quarante-trois ans, éprouva, au mois de septembre, une difficulté de respirer fort semblable à l'asthme, ce qui cependant ne l'empêcha pas de sortir et de faire différentes choses. Cela dura deux jours. Peu de temps après, le même accident se renouvela et dura deux autres jours.... Après trois attaques pareilles, il y en eut une quatrième, qui fut accompagnée d'une telle oppression et d'un tel serrement de poitrine, que la malade priait qu'on la lui ouvrît, et faisait avec ses mains des efforts pour y parvenir.... » Cet accès, qui s'accompagna de défaillance, dura deux heures.... « Ce temps passé, tous les maux s'évanouissaient; la malade se trouvait très-bien, la respiration était comme dans l'état naturel et de pleine santé. Ce bien-être durait ainsi dix à douze jours, au bout desquels, sans cause apparente, la difficulté de respirer recommençait.... Au milieu de sa suffocation, est-il dit dans une autre partie du récit, la malade, semblable à une désespérée, faisait effort pour sortir de son lit, se frappait la tête contre les murs ou le chevet, se donnait des coups de poing dans la poitrine et la tête, et luttait avec la plus grande force pour se débarrasser de ceux qui la maintenaient. »

Je ferai ici une remarque qui, bien que fondée sur un très-petit nombre de cas, n'est cependant pas sans valeur. Des quatre observations que je viens de citer, trois appartiennent à des femmes, dont deux étaient âgées, l'une de dix-neuf ans et l'autre de vingt et un. Or, s'il se fût agi d'angine de poitrine, ces cas seraient exceptionnels; car non-seulement l'angine est très-rare chez les femmes, mais en outre j'ai démontré plus haut qu'il en existait à peine un ou deux cas avérés avant vingt-cinq à trente ans. Tout porte donc à conclure qu'il s'agit d'une affection autre que l'angine de poitrine. Si j'ajoute maintenant que les névralgies, au contraire, sont au moins aussi fréquentes chez les hommes que chez les femmes; que même, d'après Fothergill, elles sont plus fréquentes chez ces dernières, ce qui, comme M. Valleix l'a prouvé par des chiffres, est au moins vrai jusqu'à l'âge de trente ans, on est encore davantage porté à admettre qu'il s'agit, dans ces cas, d'une névralgie analogue aux névralgies qu'on est convenu d'appeler externes, d'une névralgie d'un nerf émanant de l'axe cérébro-spinal, le pneumo-gastrique, et non d'une névralgie d'un nerf du système ganglionnaire.

Je dois, avant d'aller plus loin, répondre à une objection qu'on pourrait peut-être me faire. On pourrait peut-être me dire qu'il est inutile de chercher à établir une nouvelle affection; que les cas que j'ai cités étaient simplement ou des cas d'hystérie ou des cas d'asthme suffocant. En ce qui concerne l'hystérie, je dirai que les femmes chez lesquelles on a observé la pneumo-gastralgie n'avaient rien offert qui permît de croire à l'existence de cette maladie. J'ajouterai que les accidents hystériques thoraciques sont loin d'avoir l'intensité de la névralgie du pneumo-gastrique; qu'ils manquent du signe pathognomonique de celle-ci, de cette douleur atroce, pongitive, lancinante, qui éclate derrière le sternum, arrache des cris au malade, etc. L'hystérie, en outre, a des symptômes précurseurs, etc., etc. Quant à l'asthme nerveux, l'asthme suffocant, il a des caractères qu'on ne retrouve pas dans les observations précédentes; les accès reviennent plus souvent, en général la nuit, et ne se bornent pas à un ou deux, comme dans les observations de M. Bouchut; puis enfin ils ne s'accompagnent pas de cette douleur si aiguë, qui imprime au tableau de l'accès un aspect si particulier, et qui, je le répète, est pathognomonique dans la névralgie du pneumo-gastrique. Ces trois affections sont de même nature, de nature nerveuse; elles ont le même siége, les nerfs qui président aux fonctions respiratoires; elles se confondent, ou tout au moins se rapprochent par plusieurs points; mais elles ont cependant des caractères qui les distinguent; et pour la pneumo-gastralgie, par exemple, ces essoufflements d'une part, et d'une autre cette douleur pongitive, lancinante, qui fait que les malades, au milieu de leurs cris, vont jusqu'à demander qu'on leur ouvre la poitrine, sont à mon avis des caractères qui ne permettront jamais de confondre cette maladie avec les deux autres.

Ainsi donc, et je crois que c'est un fait irrécusable après tous les développements dans lesquels je suis entré, la névralgie des nerfs cardiaques et la névralgie du pneumo-gastrique sont deux affections essentiellement différentes. La première constitue l'angine de poitrine, telle que tous les auteurs l'ont comprise et décrite; la seconde réunit ces cas de pseudo-angine qui, se rapprochant plus ou moins de la véritable angine de poitrine, ont été confondus avec elle par quelques auteurs, M. Bouchut, par exemple, ou publiés par d'autres, comme des cas auxquels il n'était pas encore permis d'assigner une place dans les cadres nosologiques (Andral, Franzieri). Je crois cette distinction dans le siége de la douleur, mise hors de doute par les considérations précédentes; mais les détails dans lesquels il me reste à entrer vont la fortifier encore.

L'influence des nerfs cardiaques, comme présidant aux fonctions du cœur, est loin d'être à l'abri de toute contestation. M. Brachet a cherché à démontrer, il est vrai, que le grand sympathique est la source où l'organe central de la circulation puise le principe de ses mouvements; mais cette opinion ne me paraît pas avoir une bien grande valeur, car, jusqu'à ce jour, elle ne repose que sur deux faits dans lesquels la section des nerfs et des plexus cardiaques a été suivie de la cessation des battements du cœur. Or, comme M. Brachet fait remarquer lui-même que, dans la plupart des expériences qu'il a tentées, la mort des animaux eut lieu par hémorragie avant qu'il eût pratiqué la section des nerfs cardiaques, il est difficile, dans les deux cas où elle ne survint qu'après cette section, de voir autre chose qu'une circonstance fortuite, en vertu de laquelle la mort, toujours due à l'hémorragie, au lieu d'arriver un instant avant la section des nerfs cardiaques, n'arriva qu'un instant après. J'ajouterai que MM. Milne Edwards et Vavasseur, ayant pris, pour répéter cette expérience, des chiens et des chats nouvellement nés, qui ont la vie tenace, ont vu les battements du cœur persister, malgré la section des nerfs cardiaques, et après l'excision des ganglions cervicaux. Haller et M. Magendie n'avaient aussi constaté, par la ligature ou la section de ces nerfs, aucune influence du grand sympathique. Mais si l'influence des nerfs sur les fonctions du cœur n'est pas démontrée d'une manière certaine, il n'en est pas ainsi de l'influence du pneumo-gastrique sur les fonctions respiratoires. Les effets de la section du nerf vague ne constituent plus de nos jours une question douteuse. Bichat a démontré, et ses expériences ont été confirmées par celles de Legallois et de vingt autres expérimentateurs, que, chez les animaux dont on a coupé la huitième paire, la mort est le résultat d'un trouble qui survient dans les fonctions respiratoires, et non, comme Haller et tant d'autres (M. de Blainville lui-même en 1818) le pensaient, le résultat de l'abolition des forces digestives. L'anatomie pathologique est venue du reste démontrer depuis, par des faits nombreux, que toutes les fois que le pneumo-gastrique est comprimé soit par le développement anormal de certains organes (*asthme thymique*) de ganglions thoraciques (*Barthez et Rilliet*), ou enfin par la présence de tumeurs cancéreuses ou autres (*Bérard, etc.; Thèse de M. Descot*), il en résultait un trouble plus ou moins considérable de la respiration, et des phénomènes plus ou moins analogues à ceux de l'asthme.

Faisons l'application de ces connaissances physiologiques au cas qui nous occupe, et nous en verrons ressortir une nouvelle preuve de la vérité de notre explication sur la différence de siége de l'angine de poitrine, et de la pseudo-angine ou pneumo-gastralgie.

Dans l'angine de poitrine, ai-je dit, la douleur névralgique a son siége dans les nerfs cardiaques. Ces nerfs n'exerçant qu'une influence fort obscure sur les fonctions du cœur, il en résulte que celles-ci sont fort peu troublées, et qu'à moins de lésions spéciales de cet organe, il ne présente, pendant l'accès, aucun changement bien notable dans l'exercice de ses fonctions. Les nerfs cardiaques ne présidant en rien aux fonctions respiratoires, il en résulte encore que, dans les premiers temps de la maladie, alors que l'angine de poitrine est récente et que la névralgie qui la constitue est limitée aux nerfs cardiaques, la respiration est libre, les inspirations sont profondes. Je le demande, si l'angine de poitrine avait son siége dans le pneumo-gastrique, dans les plexus pulmonaires, comme le prétendent quelques auteurs, comprendrait-on ce calme de la respiration, lorsque la physiologie expérimentale et la pathologie prouvent que toute lésion mécanique (*section*, *ligature*, *compression*) ou vitale (*asthme nerveux*, *hystérie*) amène un trouble plus ou moins prononcé de l'acte respiratoire ? Comprendrait-on cette absence de toute perturbation dans la fonction, lorsque la partie du système nerveux qui y préside serait le théâtre d'un désordre pathologique et le siége de souffrances extrêmes ? Tout prouve donc que ce sont les nerfs cardiaques qui sont affectés dans l'angine de poitrine. Dans la pseudo-angine, au contraire, c'est le pneumo-gastrique, c'est le nerf des fonctions respiratoires. Voyez aussi quel trouble dans ces fonctions éclate avec la douleur, et ne disparaît qu'après elle. N'avons-nous pas maintenant l'explication de ces *étouffements* qui existent dans les cas analogues à ceux de M. Bouchut et de Franzieri ? N'est-il pas certain que, puisque c'est le pneumo-gastrique qui est le siége de la névralgie atroce qui existe dans ces cas, les fonctions respiratoires doivent être considérablement troublées? N'est-il pas certain encore que cette névralgie, lors même qu'elle est dissipée, doit laisser, dans les parties qui en étaient le siége, un engourdissement analogue à celui que laisse la névralgie faciale, par exemple, dans le trajet qu'elle a suivi? La douleur lancinante, pongitive, a cessé; mais le nerf n'est pas encore entièrement revenu de la crise douloureuse qu'il a subie; les fonctions auxquelles il préside ne peuvent se rétablir tout à coup dans leur intégrité; la respiration ne peut donc, dans la pneumo-gastralgie, reprendre son type régulier aussitôt que la douleur a disparu : de là cette gêne de la respiration, ces essoufflements qui, dans la première observation de M. Bouchut, par exemple, persistèrent pendant deux jours après la disparition de la douleur sternale.

Je crois l'explication que je donne suffisamment démontrée par les preuves que j'accumule ici; cependant je vais encore en trouver de nouvelles dans l'étude de la succession des phénomènes de l'angine de poitrine.

Dans les premiers temps de l'apparition de l'angine de poitrine, les attaques sont courtes; elles se terminent avec la même rapidité qu'elles ont mise à éclater; elles ne laissent aucun malaise, aucun engourdissement; la respiration est libre, la douleur du bras ne se montre pas encore. Ce n'est que plus tard, alors que les accès se sont succédé un certain nombre de fois, que la respiration éprouve un peu de gêne dans le cours du paroxysme; que la douleur du bras survient, et que les attaques, au lieu de disparaître soudainement, se prolongent un certain temps, et laissent après elles de l'engourdissement dans les parties qui en ont été le siége. Cette modification dans le caractère des paroxysmes est tellement saillante, que M. Desportes s'en est servi pour établir ses deux premiers stades de la marche de la maladie. Il croit que, dans le premier, l'angine est simple, et que, dans le second, elle donne lieu à des lésions du cœur ou des poumons. « Si, dans le premier stade de la maladie, dit-il, on ne trouve que la douleur, et que ce ne soit que plus tard que les poumons et le cœur montrent des altérations de leurs fonctions, on pourra dire, avec quelque raison, que d'abord la maladie est bornée uniquement aux filets des plexus, mais qu'ensuite il est difficile qu'ils restent ainsi malades quelque temps, sans que les organes auxquels ils se rendent s'en trouvent lésés. » Je ne crois pas cette opinion fondée. Si les phénomènes qui caractérisent le deuxième stade n'étaient dus, comme le pense M. Desportes, qu'aux complications qui surviennent du côté du cœur ou des poumons, il devrait s'ensuivre qu'on n'observerait ces phénomènes que dans les cas d'angine de poitrine essentielle, au moment où elle viendrait à se compliquer, et qu'on ne devrait jamais les voir apparaître dans les cas où l'angine de poitrine survient chez un individu atteint déjà d'une affection du cœur, et où elle se trouve, par conséquent, compliquée dès son début. Or il n'en est pas ainsi. Beaucoup de faits prouvent que l'angine de poitrine qui survient pendant le cours, et, je ne crains pas de dire, sous la dépendance d'une affection du cœur ou des gros vaisseaux, affection que souvent on a constatée avant le début de l'angine ; beaucoup de faits, dis-je, prouvent que, dans ces cas, la marche de la maladie ne diffère pas de celle de l'angine de poitrine essentielle. Je pourrais multiplier les exemples, mais je préfère me borner à rappeler l'observation de M. Lambert. Il existait depuis longtemps déjà une hypertrophie du ventricule gauche ; l'angine de poitrine survint : elle avait au début tous les caractères de l'angine de poitrine essentielle; plus tard, elle revêtit ceux que M. Desportes attribue au deuxième stade de la maladie; et, dans ce cas, on ne pouvait les rapporter au développement d'une lésion du cœur, conséquence de l'angine, puisque cette lésion existait déjà de longue date. J'ajouterai que, dans quelques cas d'angine de poitrine essentielle, et notamment dans une observation de M. Carron que je rapporterai plus bas, la maladie est restée essentielle, c'est-à-dire sans complications du côté du cœur, jusqu'à la fin, ainsi que l'a prouvé l'autopsie; et que cela ne l'a pas empêché de parcourir toutes ses périodes, et de présenter successivement les deux stades admis par M. Desportes.

Il faut donc chercher ailleurs que dans les lésions qui peuvent survenir du côté du cœur et des poumons la cause de ces phénomènes nouveaux (gêne de la respiration, prolongation des accès, engourdissement après les attaques, etc.), qu'on observe à une certaine époque de la maladie. L'explication que j'ai donnée plus haut sur le siége de l'angine vient tout éclaircir. Dans l'angine de poitrine, le siége de la maladie est dans les nerfs cardiaques, mais il ne reste pas borné là. A une époque plus ou moins éloignée de son début, la névralgie, d'abord fixée sur les nerfs cardiaques, s'étend au pneumo-gastrique par les anastomoses qui existent entre ces nerfs; elle gagne les nerfs du bras, et se propage quelquefois jusqu'à l'extrémité des doigts. Cette tendance à l'extension est en quelque sorte inhérente à toutes les névralgies; mais, en se propageant ainsi, la douleur perd son caractère aigu. On sait qu'au bras, par exemple, elle ne consiste le plus souvent qu'en un fourmillement plus ou moins incommode, un engourdissement plus ou moins prononcé. En traversant, si je puis m'exprimer ainsi, le pneumo-gastrique, elle ne donne donc pas lieu aux souffrances atroces qui caractérisent la névralgie de ce nerf, elle ne détermine que ce malaise, cet engourdissement, qui persistent encore quelque temps après la cessation du paroxysme. Mais cet engourdissement, résultat de la modification pathologique à laquelle le pneumo-gastrique est soumis, suffit pour déterminer ce léger trouble qui survient presque toujours, à une certaine époque de l'angine de poitrine, dans les fonctions de la respiration; ce malaise, qui ne se dissipe quelquefois que longtemps après l'attaque; tous ces accidents, en un mot, qui impriment à l'accès une physionomie si particulière, que M. Desportes s'en est servi pour caractériser le deuxième stade de la maladie.

Cette extension de la névralgie cardiaque n'a pas lieu seulement dans la portion ascendante du pneumo-gastrique, elle se fait aussi dans la portion descendante de ce nerf, dans les nombreux filets qui se portent à l'estomac. Ainsi s'expliquent encore ces éructations abondantes qu'on observe presque toujours lorsque la maladie date déjà de quelque temps, et qui signalent la terminaison de l'accès. Peut-être même, dans certaines circonstances peu fréquentes, la névralgie (qui, dans ces cas, se réduit à un simple engourdissement du nerf) gagne-t-elle le plexus solaire par l'intermédiaire du pneumo-gastrique droit, et enfin le plexus testiculaire. Cette extension expliquerait, d'une part, le malaise qui, chez quelques malades, a été observé du côté de la vessie, pendant l'accès; d'autre part, les douleurs qu'éprouvait un individu, dont parle Laënnec, dans le cordon spermatique, et le gonflement notable qu'acquérait le testicule pendant les paroxysmes de l'angine de poitrine.

Je rapporterai, en terminant ce paragraphe, une observation fort remarquable qui ne pourrait trouver sa place nulle part mieux qu'ici. Elle va nous montrer une névralgie traumatique, *ascendante*, comme les appelait Cotugno, débutant en un point fort éloigné du pneumo-gastrique, arrivant par extension jusqu'à ce nerf, le parcourant, donnant lieu aux symptômes de la pneumo-gastralgie, et non de l'angine de poitrine (qu'on le remarque bien); traversant avec ce nerf la cloison diaphragmatique, et allant enfin, au moyen du filet assez volumineux que le pneumo-gastrique droit envoie au plexus solaire, porter le trouble dans l'utérus et la vessie. Cette observation, qui se rapproche beaucoup de celle de M. Téallier, mais qui en diffère en ce que le pneumo-gastrique seul fut traversé par la névralgie, et qu'il n'y eut que des symptômes de pneumo-gastralgie, et non d'angine de poitrine; cette observation, dis-je, a été insérée par M. Péron, médecin au Mans, sous le nom de *Névralgie anomale*, dans le t. VI du *Journal complémentaire des sciences médicales*.

« Mme V...., âgée de trente-sept ans, d'une grande taille et d'un physique annonçant une santé robuste, n'avait encore éprouvé aucune maladie, lorsqu'en soignant sa fille, qui était atteinte d'une fièvre ataxique, celle-ci, dans son délire, la mordit au dos de la deuxième phalange du petit doigt de la main gauche. La dent fit à la peau une très-petite plaie, à laquelle on donna peu d'attention. La cicatrice ne se forma point, il y eut de la douleur dans tout le doigt. Au bout de quelques jours, cette douleur gagna successivement la main et l'avant-bras jusqu'au coude, dans tout le trajet du nerf cubital. Je cautérisai la plaie avec une lame de couteau, chauffée à blanc, que j'appuyai fortement pour détruire la branche externe du nerf. Cette opération ne produisit aucune amélioration, et la névralgie parvint jusqu'à l'aisselle, en se faisant toujours sentir de plus en plus vivement. Les fomentations émollientes, les fumigations, les vésicatoires au bras et à l'avant-bras, les embrocations huileuses et opiacées, furent tour à tour employés sans résultat. On ajouta des cataplasmes de morelle, de jusquiame; les douleurs accrurent de violence, et s'étendirent sur tout le côté de la poitrine et du cou. La malade prit deux bains généraux à 30°. Loin d'être soulagée, elle éprouva des *serrements de poitrine* et des *étouffements*, que deux autres bains accrurent encore. Cette première complication fut bientôt suivie d'une autre aussi fâcheuse : il se déclara une cardialgie très-violente, avec vomissement de toutes les substances qui entraient dans l'estomac. Surpris de l'inefficacité de toutes les médications, M. Péron abandonna les choses à elles-mêmes pendant un mois. L'état de Mme V.... était désespérant; les douleurs du membre étaient continuelles, les serrements de poitrine et la cardialgie existaient simultanément avec une exacerbation cruelle qui survenait le soir et qui durait toute la nuit. M. Péron pensa qu'une émission sanguine pourrait être avantageuse; il la fit pratiquer sur le bras même, par l'application de cent sangsues, en deux fois, eu égard à la constitution forte et pléthorique de la malade, qui n'en fut nullement affaiblie. Il y eut un peu de rémission pendant quelques jours, au bout desquels il survint encore un nouvel accident : ce fut une diarrhée abondante, que M. Péron jugea pouvoir être de bon augure. Les vomissements et la cardialgie cessèrent effectivement; mais les autres accidents demeurèrent aussi intenses. L'usage de la térébenthine distillée à l'alcool, à la dose de quinze à vingt gouttes dans l'infusion de saule, diminua beaucoup les étouffements et les douleurs de la poitrine. Après avoir parcouru l'appareil digestif, la névralgie envahit le système utérin; des douleurs vives se firent sentir dans la région hypogastrique, et les règles, qui n'avaient encore subi aucun dérangement, furent supprimées. A cet accident nouveau se joignit bientôt une dysurie qui dura un mois entier, et cessa ensuite. Si la maladie faisait des progrès effrayants dans les organes abdominaux, elle s'avançait avec la même rapidité du cou vers la face. La branche frontale causait des douleurs atroces, qui amenèrent par suite une forte dépression au-dessus du sourcil et le rétrécissement de l'ouverture de l'œil. Tous ces accidents furent enlevés comme par enchantement par l'application d'un moxa au coude, sur le trajet du nerf cubital; mais ils reparurent huit mois après, et cette fois l'application du moxa n'amena qu'une amélioration assez prononcée. »

On voit, dans l'observation précédente, la névralgie remonter le long du nerf cubital ; elle se propage ensuite au plexus cervical superficiel, aux rameaux thoraciques qui en émanent; un peu plus tard elle pénètre dans le thorax, elle envahit la portion thoracique supérieure du pneumo-gastrique, et les plexus pulmonaires : c'est alors que la malade éprouve ces resserrements de poitrine et ces étouffements notés dans l'observation. Cependant la névralgie continue sa marche, elle descend jusque dans les ramifications que le pneumo-gastrique envoie à l'estomac, et surtout au grand cul-de-sac; alors surviennent les douleurs très-violentes de cet organe et les vomissements. Plus tard, enfin, la névralgie descend encore, et passe du pneumo-gastrique au plexus solaire, et de là aux nerfs utérins, dont plusieurs, comme on le sait, appartiennent au plexus qui entoure l'artère ovarique, et qui émane du plexus rénal.

J'ai terminé ce que j'avais à dire sur la nature et le siége de l'angine de poitrine. L'opinion que j'ai développée sur cette double question, et qui jusqu'à ce jour n'avait été présentée que comme probable, est appuyée sur des considérations assez nombreuses et assez diverses pour me paraître devoir être adoptée. Ce qui surtout me semble militer hautement en sa faveur, c'est la clarté avec laquelle elle explique tous les phénomènes de l'angine de poitrine, et la facilité qu'elle donne pour classer un assez bon nombre d'observations qui, jusqu'à ce jour, n'avaient pas pu prendre place dans le cadre nosologique.

Avant de passer à l'étude des différentes espèces d'angines de poitrine, je crois devoir résumer, sous forme de proposition, les principales idées développées dans ce paragraphe.

1°. L'angine de poitrine est une névralgie.

2°. Cette névralgie a son siége dans les nerfs cardiaques.

3°. Il existe une affection qu'on paraît avoir confondue souvent avec l'angine de poitrine, et qui est la névralgie du pneumo-gastrique.

4°. La névralgie du pneumo-gastrique diffère de l'angine de poitrine par le caractère de la douleur, par les étouffements dont elle s'accompagne, par la persistance des accès, etc.

5°. Dans l'angine de poitrine, la névralgie ne reste pas bornée aux nerfs cardiaques; elle ne tarde pas à s'étendre, mais sans conserver son caractère aigu, aux parties ascendantes et descendantes du pneumo-gastrique; de là, gêne légère de la respiration, malaise, engourdissement, après le paroxysme; disparition lente et non plus soudaine des attaques, etc., etc.

CHAPITRE QUATRIÈME.

§ I.

DES DIFFÉRENTES ESPÈCES D'ANGINE DE POITRINE.

J'admets trois espèces d'angine de poitrine, l'angine primitive, l'angine secondaire et l'angine rhumatismale.

1°. ANGINE DE POITRINE PRIMITIVE.

J'entends par angine de poitrine primitive, celle qui existe sans affection antérieure qui ait pu la déterminer; c'est l'angine purement nerveuse, l'angine essentielle des auteurs.

La dénomination d'angine primitive me paraît préférable à celle d'angine essentielle. En effet, la dénomination d'angine essentielle entraîne l'idée d'une affection qui, depuis son début jusqu'à sa terminaison, est et demeure exempte de toute complication du côté du cœur et des gros vaisseaux, de telle façon qu'à l'autopsie on ne trouve aucune lésion; il s'ensuit qu'une angine de poitrine qui, comme celle de M. H.... (obs. 1re), par exemple, aura duré une douzaine d'années, et qui, à l'autopsie, laissera voir un commencement d'hypertrophie de l'aorte, ou d'ossification de l'aorte et des artères coronaires, c'est-à-dire des altérations pathologiques trop peu prononcées pour qu'on puisse faire remonter leur début à une époque antérieure à celle de l'angine; il s'ensuit, dis-je, que cette angine ne sera plus essentielle, puisque pour mériter ce nom, dans l'acception ordinaire qu'on donne à ce mot, il faudrait que l'autopsie n'ait rien révélé. Or, si elle n'est plus essentielle, elle n'en sera pas moins primitive pour moi, c'est-à-dire qu'elle aura débuté, qu'elle aura existé pendant plus ou moins longtemps, sans avoir été déterminée ni entretenue par une affection, soit du cœur, soit de l'aorte, et qu'elle aura été la cause et non l'effet des lésions légères dont on aura trouvé les traces à l'autopsie.

On reconnaît que des troubles purement nerveux dans le principe, peuvent, en se continuant, déterminer des lésions matérielles des organes dont l'innervation est ainsi modifiée; on admet, par exemple, que des palpitations nerveuses peuvent à la longue amener des lésions organiques du cœur : pourquoi des douleurs névralgiques ne conduiraient-elles pas au même résultat? Il est d'ailleurs des cas, et celui que j'ai cité au début de ce travail est du nombre, où les altérations pathologiques sont trop légères, et d'une date trop récente, pour qu'on puisse les regarder comme la cause d'accidents qui remontent quelquefois à plus de dix années.

L'angine de poitrine primitive est assez rare; il est surtout assez difficile de la rencontrer essentielle, dans le sens ordinaire de ce mot, c'est-à-dire exempte de toute lésion matérielle depuis son début jusqu'à sa terminaison. Cette difficulté a même engagé quelques auteurs à mettre son existence en doute; on en retrouve cependant plusieurs exemples incontestables; je citerai le suivant, qui appartient à M. Caron, d'Annecy.

« M...., âgé de 64 ans, d'un tempérament sanguin, d'une taille moyenne, ayant le cou court, les épaules larges, beaucoup d'embonpoint, une belle figure, un caractère enjoué, une grande sensibilité, avait joui d'une santé parfaite jusqu'en 1800. Quoiqu'il eût une peau très-blanche, il portait cependant quelques dartres sur différentes parties du corps, surtout au scrotum. Cet homme comptait dans sa famille plusieurs personnes mortes subitement d'apoplexie, comme on le supposa dans le temps. Il commença à éprouver de fois à autres, dans l'été de 1800, un sentiment très-vif de constriction à la région du cœur, avec une douleur qui occupait l'épaule et menaçait de le suffoquer chaque fois qu'il montait un escalier un peu vite, ou qu'il se jetait brusquement sur son lit. Il avait observé qu'il était sujet à ces attaques de spasme lorsqu'il avait éprouvé quelque peine de l'âme, ou qu'il avait fait un repas copieux. Quelques jours après Noël (1800), il éprouva, en montant un escalier, immédiatement après le repas, une constriction si grande sous le sternum, qu'il fut obligé de suspendre sa marche pendant près de six à huit minutes. Il sentait sa respiration comme arrêtée, et il craignait à chaque instant de mourir. Dès que la constriction commença à baisser, il rendit beaucoup de vents par la bouche et expectora des glaires écumeuses; il se trouva très-bien le reste de la journée. Le soir, vers sept heures, rentrant chez lui, il ressentit, en montant un escalier, un nouvel accès de constriction; la douleur fut plus vive à l'épaule; elle gagna la partie interne du bras. Il voulut continuer de monter, et crut qu'il allait suffoquer. L'accès se termina par beaucoup de vents. Dès que cette crise eut cessé, il rentra chez lui, se promena dans sa chambre, et, en se jetant brusquement sur une chaise, il fut repris avec plus d'intensité que jamais d'un nouvel accès de constriction douloureuse. Appelé à son secours, je le trouvai le corps appuyé contre une chaise, ayant la main droite fortement appliquée sur le sternum. Il se plaignait d'une douleur au sternum qui traversait l'épaule; la respiration était sifflante, le visage rouge, les yeux étincelants, le pouls dur, sans être accéléré. Une saignée du bras, de huit onces, fut pratiquée sans amélioration; cependant, dix minutes après, le front se couvrit de sueur, le malade rendit beaucoup de vents, et expectora avec un peu de toux quelques mucosités. Son accès dura plus d'une demi-heure. Il se plaignit pendant deux ou trois heures après d'une inquiétude dans la poitrine, comme si cette partie eût été froissée. Le soir, il dormit très-bien. Le lendemain il fut gai, mangea avec plaisir; son pouls était naturel, ainsi que ses urines. Malgré le traitement qui fut mis en usage, le malade fut trouvé mort dans son lit, douze jours après.»

Poumons sains, graisse dans le médiastin, cœur très-petit, contracté, entièrement vide de sang, comme s'il eût été lavé. Pas d'ossification aux artères coronaires, aux valvules. Peu de sérosité dans le péricarde; foie et autres viscères sains. Le sang ne paraissait presque pas coagulé, mais plus chargé de principes huileux qu'il ne l'est ordinairement. Le cerveau ne fut pas ouvert.

2°. Angine de poitrine secondaire.

L'angine de poitrine secondaire est celle qui apparaît à la suite d'une affection qui existait déjà et qui la détermine. Ici j'ai encore à m'expliquer sur les motifs qui me font adopter la dénomination d'angine de poitrine secondaire, de préférence à celle d'angine symptomatique. Le mot d'affection symptomatique semble indiquer bien moins une maladie développée à la suite d'une autre, et comme conséquence de celle-ci, qu'un état pathologique qui fait partie du cortége de phénomènes ou d'accidents par lesquels une affection se traduit. Or, l'angine de poitrine, lorsqu'elle se montre à la suite d'une hypertrophie du cœur, par exemple, ou de l'un des degrés de l'inflammation chronique de l'aorte, n'est pas un symptôme de ces maladies, puisqu'elle manque souvent, dans des cas où ces affections existent incontestablement; elle est une seconde maladie, développée sous l'influence des altérations pathologiques de la première, et poursuivant son cours, parcourant ses périodes, sans être modifiée par celle qui l'a fait naître; bien plus, il lui arrive quelquefois de se suspendre, de disparaître, quoique l'affection primitive continue à s'aggraver. C'est ce qui eut lieu, par exemple, chez ce malade dont M. Gintrac a rapporté l'observation. L'angine de poitrine apparut à 29 ans, et fut déterminée par une affection du cœur, et sans doute de l'aorte, qui se révélait par des battements étendus, larges, forts, par un pouls dur, vibrant, fréquent et offrant parfois quelques intermittences. L'angine de poitrine disparut. Pendant dix ans, le malade put se promener, marcher vite, jouir de tous les agréments de la vie; puis il fut pris d'accidents déterminés par son affection de l'aorte, et il mourut. A l'autopsie, on trouva du côté de l'aorte des désordres épouvantables, dont l'étendue et la gravité ne permettent pas de penser qu'ils ont pu s'accomplir en deux ou trois mois, et prouvent au contraire que, pendant les dix années de calme qu'avait laissé l'angine de poitrine, l'affection de l'aorte n'avait pas cessé de faire des progrès. L'angine de poitrine était donc évidemment ici secondaire, et non symptomatique, puisque c'est précisément à l'époque où le symptôme eût dû se montrer avec son expression la plus accentuée, qu'il fit défaut.

J'adopte donc l'expression d'angine de poitrine secondaire.

Les affections à la suite desquelles on voit l'angine de poitrine se déclarer sont toutes celles qui constituent les différents degrés de l'aortite, depuis la simple inflammation de la membrane interne de ce vaisseau, jusqu'à sa complète désorganisation. Je partage complétement sur ce point l'opinion de M. Gintrac. L'angine de poitrine s'est aussi montrée dans un assez grand nombre de cas, à la suite de l'hypertrophie du cœur ; mais comme dans la plupart des observations où cette hypertrophie existait, et où les détails de l'autopsie ont été rapportés avec soin, il y avait également des altérations plus ou moins profondes de l'aorte, il est encore permis de rapporter le développement de l'angine à l'état pathologique de ce vaisseau. Peut-être même, comme M. Gintrac paraît assez disposé à le croire, l'hypertrophie du ventricule ne fut-elle, dans ces cas, que le résultat de l'extension à cette cavité de l'irritation de l'aorte, extension analogue à celle qu'on observe dans les organes parenchymateux, que souvent l'inflammation de leurs conduits excréteurs envahit.

Ce fait de l'apparition d'une affection névralgique par suite des modifications pathologiques éprouvées par les tissus auxquels se distribue le nerf sur lequel la névralgie se fixe, peut s'expliquer assez facilement. Dans certains cas, le développement de la névralgie peut n'être que le résultat de la distension qu'éprouvent les filets nerveux ; ainsi, dans les cas où l'aortite amène une dilatation plus ou moins considérable d'un ou de plusieurs points de l'aorte, il ne me répugne nullement d'admettre que les dernières ramifications des nerfs cardiaques, qui précisément se portent en assez grand nombre à l'origine de ce vaisseau, se trouvent soumises à des tiraillements capables d'y faire éclater des douleurs névralgiques. Ce qui se produit alors est analogue à ce qu'on observe dans l'anévrysme de l'artère poplité, qui détermine quelquefois des tiraillements nerveux qui simulent une sciatique. Je crois cependant que, dans la plupart des cas, tel n'est pas le mode de production de l'angine de poitrine : il est plus rationnel de penser que son développement est le résultat de la participation des nerfs cardiaques au travail pathologique, dont tous les tissus constituant les tuniques de l'aorte sont le siége. Il est en effet assez difficile de concevoir comment, lorsque tous ces tissus sont plus ou moins altérés, désorganisés même dans certains cas, les nerfs qui s'y distribuent échapperaient entièrement à ce travail morbide. Du reste, cette apparition de douleurs névralgiques, dans certains nerfs, à la suite d'altérations pathologiques des parties auxquelles ces nerfs se rendent, est assez fréquente en pathologie. Je citerai, par exemple, ces névralgies temporo-faciales qu'on observe dans certaines affections oculaires, notamment dans l'iritis, et qui persistent souvent longtemps après la guérison de la maladie qui les a fait naître. Mais je citerai surtout, comme présentant la plus grande analogie avec le développement de l'angine de poitrine, à la suite de l'inflammation chronique de l'aorte, ces cas de névralgies survenus par l'effet de la carie dentaire; les exemples en sont rares, mais il en est d'authentiques; et pour ne m'attacher qu'aux plus récents, je rappellerai l'observation si concluante de M. Stille, médecin aux États-Unis (*Archives de Médecine,* août 1842), et la communication faite vers la même époque, sur ce sujet, à la *Société médicale du Temple*, par M. Toirac, et insérée dans la *Gazette des Hôpitaux*.

Cette analogie entre le développement de l'angine de poitrine, à la suite de l'aortite, et l'apparition de douleurs névralgiques consécutives aux affections oculaires, et à la carie dentaire, nous aide à comprendre comment, dans ces cas, les phénomènes de l'angine peuvent n'être qu'intermittents, bien que la cause qui les détermine soit continue. Pareille chose s'observe dans la carie dentaire, où le travail de destruction de la dent a toujours lieu, quoique les accidents névralgiques n'apparaissent que par accès. D'ailleurs, comme l'a fait observer M. Gintrac, « de nombreux exemples attestent que nos organes se prêtent avec une admirable complaisance à des changements extraordinaires de forme et de texture, sans paraître en souffrir, ou du moins sans en éprouver des souffrances continues; mais que leur sensibilité se réveille et s'exalte, les douleurs, les angoisses, les spasmes, et la série des phénomènes nerveux se manifestent et durent jusqu'au moment où cette sorte d'orgasme pathologique s'apaise et se dissipe. Le calme renaît au dehors, mais le mal n'a pas cédé au dedans. » C'est même à cette sorte de *loi de tolérance* que s'appliquent ces cas rares où l'on voit, comme dans l'observation de M. Gintrac, l'angine de poitrine se dissiper, bien que l'autopsie démontre plus tard que l'affection organique, sous l'influence de laquelle elle s'était développée, n'a pas cessé de s'aggraver.

Les nombreuses autopsies dont on a publié les résultats viennent complétement à l'appui de l'opinion professée par M. Gintrac; elles démontrent qu'à de très-rares exceptions près, qui constituent des cas d'angine primitive, c'est toujours à une irritation chronique des parois de l'aorte qu'il faut rapporter l'apparition de l'angine. Les autopsies ont également prouvé que, dans certains cas, même où rien, pendant la vie, n'avait décélé une lésion de l'aorte, on reconnaissait que l'angine de poitrine n'avait pas eu d'autre cause qu'une maladie profonde de ce vaisseau. Je citerai à l'appui de cette proposition l'observation publiée par M. Récamier. Indépendamment de l'angine de poitrine, on n'avait reconnu pendant la vie qu'une hypertrophie du cœur; à l'autopsie, on constata non-seulement cette altération, mais une altération beaucoup plus importante de l'aorte : « Sa membrane interne était détruite dans la plus grande partie de son étendue; la membrane moyenne offrait beaucoup de taches irrégulières, jaunes, séparées par des espaces d'un blanc nacré. Ces altérations étaient surtout visibles à l'origine de l'aorte. »

Enfin, dans certains cas, la lésion de l'aorte peut n'avoir été décélée par aucun signe pendant la vie, l'autopsie peut n'avoir pas été faite, et malgré cela l'on peut encore arriver à reconnaître que l'angine de poitrine a très-probablement été déterminée par une inflammation chronique de cette artère. Je citerai comme le fait le plus saillant en ce genre, une observation de M. Grenhow, publiée dans les journaux anglais (1838), sous le titre d'*angine de poitrine compliquée d'une maladie particulière de la main gauche.* Cette maladie n'était qu'une gangrène qui se manifesta deux mois après le début de l'angine de poitrine. La main gauche devint flétrie, livide; les battements de l'artère radiale s'éteignirent un peu au-dessus du coude; cette artère était ossifiée, et, selon toute probabilité, cette ossification, aussi bien que le travail morbide qui l'avait amenée, ne s'étaient pas bornés à cette partie limitée de l'arbre artériel, mais en avaient envahi une partie étendue, et l'angine avait sans doute débuté au moment où les accidents avaient eu l'origine de l'aorte pour théâtre.

3°. Angine de poitrine rhumatismale.

Wichmann dit «que l'angine de poitrine et la goutte peuvent fort bien se compliquer l'une avec l'autre.... et que, dans ces sortes de cas, les symptômes de cette *maladie mixte* sont très-sensiblement distincts de ceux de l'angine de poitrine ordinaire.»

Cette observation de Wichmann me paraît fort juste. L'angine de poitrine qui se montre chez un individu atteint d'une affection rhumatismale ou goutteuse, goutteuse surtout, offre une physionomie particulière qu'il me semble difficile de méconnaître.

En général, cette espèce d'angine ne débute pas avec l'instantanéité de l'angine de poitrine ordinaire; elle ne vient pas surprendre le malade sans que rien lui ait annoncé l'invasion du mal. Dans la plupart des cas, elle est précédée d'une gêne de la respiration qui, pendant un temps variable, quelquefois pendant des années, revient à des époques indéterminées; ce sont même parfois de véritables accès de suffocation. Je pense que, dans ces cas, c'est le pneumo-gastrique qui est le point d'élection de *l'humeur goutteuse,* si tant est que la goutte soit de nature humorale, comme on l'a répété depuis tant de siècles, et non de nature nerveuse, comme je suis si disposé à le croire. Quand l'angine de poitrine succède à cet état, ses premières attaques ont rarement le caractère d'acuité de l'angine de poitrine ordinaire. La douleur est bien moins vive; elle *n'éclate* pas, elle arrive avec plus de lenteur, et se dissipe de même. Il semble que, dans ces cas, la névralgie ne fasse que s'étendre du pneumo-gastrique aux nerfs cardiaques. Un autre caractère de l'angine goutteuse, c'est qu'elle est assez souvent précédée d'une autre névralgie évidemment de nature rhumatismale, d'une névralgie occipitale, par exemple, qui disparaît ou du moins diminue à mesure que l'angine se prononce. Ce caractère existait chez M. H.... (obs. 1re), et je l'ai retrouvé dans plusieurs autres observations, et notamment dans la deuxième de Jurine. On a également remarqué, dans un assez grand nombre de faits d'angine de poitrine rhumatismale, l'existence de vertiges précédant le début de l'attaque, ou survenant pendant le paroxysme. Butter, qui a fait, quoi qu'en ait dit Jurine, une bonne description, non de l'angine de poitrine simple, mais de l'angine de poitrine rhumatismale qu'il avait observée très-fréquemment en Allemagne, avait fait la même observation. « Souvent, dit-il, la douleur monte jusqu'à la tête; elle produit des vertiges et la suspension des idées. » Enfin je ferai remarquer que les observations de Blackwall, et celle que j'ai rapportée moi-même, dans lesquelles existait du côté de la vessie ces phénomènes particuliers que j'ai signalés, et dont aucun auteur n'a fait mention, étaient toutes des observations d'angine de poitrine rhumatismale.

Il est très-rare, pendant la durée de l'angine de poitrine rhumatismale, que la respiration soit aussi libre, dans l'intervalle des attaques, qu'elle l'est dans l'angine ordinaire. La gêne plus ou moins prononcée qui existe ordinairement dans les fonctions respiratoires, avant le début de l'angine, persiste, augmente même quelquefois, lorsque celle-ci est établie. Enfin on peut peut-être trouver encore un caractère particulier de l'angine de poitrine rhumatismale, dans la manière dont se termine la maladie.

L'angine de poitrine rhumatismale est tout aussi fréquemment mortelle que l'angine ordinaire; mais la mort n'est pas aussi prompte, aussi soudaine, aussi foudroyante. Presque toujours, dans l'angine ordinaire, la mort survient dans l'intervalle des accès; le sujet est en bonne santé, et tout à coup il tombe mort; à peine a-t-il le temps de prononcer quelques paroles. Ce genre de mort, très-fréquent dans l'angine ordinaire, est au contraire très-rare dans l'angine rhumatismale. Dans cette dernière, les malades ne succombent en général qu'au bout d'un quart d'heure, d'une demi-heure et plus. Le seul malade de ce genre que j'ai pu observer mourut vingt minutes après le début des accidents.

Je n'ai pas prétendu tracer un tableau complet de l'angine de poitrine rhumatismale, et donner des signes invariables pour la reconnaître; je me suis borné à quelques remarques que m'ont suggéré la lecture et le rapprochement des nombreuses observations consignées dans les auteurs.

---

§ II.

DU PRONOSTIC DE L'ANGINE DE POITRINE.

Le pronostic de l'angine de poitrine est toujours très-fâcheux. Si cette affection n'est pas constamment mortelle, comme quelques auteurs l'ont prétendu, elle l'est du moins dans l'immense majorité des cas.

L'angine de poitrine est grave par elle-même, puisque les faits prouvent que dans les cas même où elle est primitive, c'est-à-dire où elle existe sans complication d'aucune maladie qui l'ait fait naître, elle se termine fréquemment par la mort; mais elle l'est encore par l'affection qu'elle révèle. Le rapprochement du grand nombre d'observations que j'ai notées ne m'a fourni, quant au pronostic, qu'un petit nombre de remarques, dont aucune, du reste, ne peut être formulée d'une manière absolue. Voici cependant ce que je crois pouvoir établir.

L'angine de poitrine primitive est celle qui offre, non pas peut-être le plus de chances de guérison, mais du moins le plus de chances d'une prolongation d'existence; ces chances semblent être d'autant plus grandes, que le sujet est plus jeune. Je rappellerai ici quelques détails du tableau que j'ai donné relativement à l'angine de poitrine. Le sujet chez lequel la maladie persista le plus, 17 à 18 ans, était âgé de 32 ans lorsqu'il en fut atteint; on ne trouva à l'autopsie qu'une ossification partielle des artères coronaires, et une dilatation de l'aorte très-légère, et due sans doute au progrès de l'âge. Il est donc permis de dire que chez lui l'angine de poitrine était primitive. Les cas dans lesquels l'angine dura de 6 à 7 ans, et de 5 à 6 ans, étaient également des cas d'angine primitive : on n'avait constaté du moins l'existence d'aucune maladie antérieure; et quant aux lésions révélées par l'autopsie, elles étaient ou nulles, ou de nature telle qu'il était logique de les considérer bien plutôt comme produites par la maladie, que comme l'ayant déterminée. L'angine de poitrine primitive guérit quelquefois; mais, je le répète, elle ne guérit pas beaucoup plus souvent que les autres espèces d'angine; seulement, dans les cas où elle ne guérit pas, elle laisse vivre plus longtemps.

Il en est de même de l'angine de poitrine rhumatismale comparée à l'angine de poitrine secondaire; peut-être ne guérit-elle pas plus souvent, mais la terminaison funeste est plus lente à arriver. Quant à l'angine secondaire, elle est évidemment la plus grave : elle peut guérir quelquefois, lors même que l'affection qui l'a déterminée continue à faire des progrès, ainsi que le prouve, par exemple, l'observation de M. Gintrac; mais le plus souvent elle est suivie d'une issue promptement funeste, soit que cette issue appartienne à l'angine de poitrine, soit qu'elle appartienne à la maladie que l'angine révèle; car il est à remarquer que l'apparition de l'angine de poitrine annonce presque toujours un état assez avancé du travail morbide, dont le cœur ou l'aorte sont le siége; et lorsqu'elle se montre, on a autant à craindre sa propre terminaison que celle que ce travail morbide doit inévitablement amener. Les observations dans lesquelles l'angine de poitrine s'est terminée d'une manière funeste en quelques mois, quelques semaines, quelques jours même, appartiennent toujours à des cas d'angine secondaire.

La détermination de l'espèce à laquelle appartient l'angine de poitrine, et la considération de l'âge auquel elle débute, peuvent donc fournir quelques données utiles sur le plus ou moins de gravité de l'affection. On peut aussi en retirer quelques-unes de la marche que suivent les paroxysmes en ce qui concerne leur durée, leur intensité et l'intervalle qu'ils laissent entre eux. A cet égard, le passage suivant, emprunté à M. Desportes, me paraît renfermer quelques observations assez justes: « Si la maladie marche de manière qu'il y ait chaque jour un ou plusieurs paroxysmes, elle conduit assez rapidement à la débililité, aux hydropisies, etc.; si elle se montre par attaques composées de plusieurs paroxysmes, et séparées par des intervalles de temps plus ou moins longs, comme quinze jours, trois mois, un an, plusieurs années, etc., elle altère d'autant moins vite la santé que les intervalles de repos sont plus grands. Mais, d'un autre côté, plus ces derniers se prolongent, et plus, en général, les symptômes ont à leur retour un aspect grave; et lorsque entre les attaques il s'écoule plusieurs années, c'est presque toujours entre la troisième ou quatrième attaque que le malade perd la vie, et très-rarement il a le bonheur de gagner l'époque du retour d'une cinquième attaque.... Lorsque, dans un paroxysme, la douleur, qui ne s'était jamais étendue plus loin que le coude, vient à se propager jusqu'aux extrémités des doigts, elle annonce pour l'ordinaire une mort très-prochaine, soit dans ce paroxysme même, soit dans le suivant. S'il survient des vomissements, l'éminence du péril devient plus grande. »

---

§ III.

DIAGNOSTIC DE L'ANGINE DE POITRINE.

Malgré le grand nombre d'observations fausses d'angine de poitrine introduites dans l'histoire de cette affection, et qui semblent déposer en faveur des difficultés de son diagnostic, il me semble permis de dire aujourd'hui que ce diagnostic est assez facile. Les études qui ont été faites sur les affections névralgiques et sur les maladies du cœur, l'immortelle découverte de Laënnec, les applications de celle d'Avenbrugger, n'ont pas peu coopéré à ce résultat. Je ne sais si ce ne serait pas donner à ce travail plus d'importance qu'il n'en mérite, que de dire que les considérations précédemment exposées sur le siége et la nature de l'angine de poitrine ont achevé de rendre ce diagnostic simple et facile, en permettant de reconnaître des caractères précis et pathognomiques à une affection qui jusqu'à ce jour a souvent été confondue avec l'angine de poitrine.

Les observations assez nombreuses intercalées dans le cours de ce travail, la description que j'ai donnée de la maladie, et le soin que j'ai mis à discuter la valeur de chacun des principaux symptômes, me dispensent de revenir ici sur les caractères auxquels on reconnaîtra l'angine de poitrine : je me bornerai à dire les différences que présentent les affections avec lesquelles un observateur peu attentif pourrait encore aujourd'hui les confondre, et les moyens à l'aide desquels on pourra déterminer à quelle espèce appartient une angine reconnue.

Je n'imiterai pas l'exemple des auteurs qui, en traitant du diagnostic, ont énuméré toutes les différences qui séparent cette maladie de la syncope, du phlegmon du médiastin antérieur, du cancer de l'œsophage, de l'hydrothorax, de l'hydropéricarde, etc., et ont paru craindre qu'on ne confondît l'angine de poitrine avec toutes ces affections. Ces craintes, légitimes à l'époque où elles furent exprimées, ne sauraient l'être aujourd'hui, où le diagnostic des affections de la poitrine a acquis, grâce à l'auscultation et à la percussion, un degré de perfection extrême. Il en est de même de l'hypertrophie du cœur, de la péricardite, etc.; ce serait surcharger ce travail de pages inutiles, et insulter presque aux connaissances les plus vulgaires, que de paraître croire à la possibilité de pareilles erreurs. Quant aux phénomènes auxquels l'hystérie donne quelquefois lieu du côté de la poitrine, je me suis expliqué déjà deux fois sur les différences qu'ils présentent avec ceux de l'angine, et je crois peu nécessaire d'y revenir ici. Restent quatre affections seulement avec lesquelles il me semble encore possible aujourd'hui de confondre l'angine de poitrine; ce sont : 1° *l'asthme;* 2° *la névralgie brachio-thoracique;* 3° *la névralgie diaphragmatique;* 4° *la pneumo-gastralgie.*

1°. *Asthme.* — Les caractères distinctifs de l'asthme nerveux et de l'angine de poitrine sont indiqués partout. L'asthme nerveux (asthme convulsif de Laënnec) revient par accès comme l'angine, mais c'est ordinairement la nuit plutôt que le jour; en outre ces accès ne s'accompagnent pas de la douleur caractéristique de l'angine; leur retour est surtout provoqué par toutes les causes qui tendent à diminuer la quantité d'air respirable. Chez l'asthmatique, l'inspiration est difficile, sifflante, l'inspiration prompte; il ne présente jamais cette liberté de la respiration, cette possibilité des inspirations profondes qui s'observe au contraire chez l'angineux. L'angine de poitrine laisse celui qu'elle attaque tout à fait bien portant dans l'intervalle des accès; l'asthme au contraire ne tarde pas à amener une gêne habituelle de la respiration, etc., etc. Je pourrais poursuivre plus loin encore le tableau de ces différences; mais je me dispense de le faire, car ce tableau est dans tous les esprits comme dans tous les livres.

2°. *Névralgie brachio-thoracique.* — On peut confondre l'angine de poitrine avec une névralgie brachio-thoracique; j'ai déjà dit que la théorie émise par M. Piorry sur la nature de l'angine était uniquement fondée sur une erreur de ce genre. Il faut, je l'avoue, que cette erreur ait été commise par un observateur aussi distingué que M. Piorry, pour que j'admette sa possibilité, et que j'indique les moyens de l'éviter, car ces deux affections diffèrent tellement, qu'un examen attentif et surtout une connaissance positive des phénomènes qui constituent l'angine de poitrine, suffiront toujours pour les différencier. Le seul trait commun à la névralgie brachio-thoracique et à l'angine est la douleur qui existe dans le bras et sur le côté gauche du thorax; mais cette douleur consiste en de simples élancements, quelquefois même en un léger fourmillement analogue, comme le fait observer M. Piorry lui-même, à ce que l'on éprouve lorsqu'on se heurte le nerf cubital au coude, et non plus cette douleur si particulière, si profonde de l'angine de poitrine. La névralgie brachio-thoracique, lors même qu'elle revient par accès bien déterminés, ce qui n'a pas toujours lieu, n'offre pas cette instantanéité de début, cette courte durée de l'attaque qu'on observe dans l'angine; elle n'apparaît pas comme elle sous l'influence de la marche, ou de l'action de monter; elle ne se dissipe pas par le repos seul, etc., etc.

3°. *Névralgie diaphragmatique.* — Aucun auteur ne s'est occupé d'établir la différence qui existe entre l'angine de poitrine et la névralgie diaphragmatique; il est cependant certain que ces deux maladies se rapprochent par plusieurs points, et qu'elles ont été prises quelquefois l'une pour l'autre. C'est ainsi qu'une observation que je vais citer, et qui en est un exemple des plus remarquables, a été publiée dans le tome XXXIX *du Journal complémentaire des sciences médicales*, sous le titre de *Symptômes d'angine de poitrine offrant toutes les apparences d'une névralgie diaphragmatique*, et qu'on la retrouve en outre avec une forme de rédaction différente, il est vrai, dans un compte rendu de la Clinique de M. Récamier, par M. Martinet, comme un fait *d'an-*

gine de poitrine. M. Martinet en termine la relation par ces lignes que je tiens à rapporter, car elles montreront la nécessité de cette distinction, qu'aucun auteur n'a faite encore d'une manière nette et précise.

« Certes cette maladie, dit M. Martinet en parlant de l'affection qui fait le sujet du cas qu'il cite, ne présente pas tous les caractères de l'angine de poitrine, mais cependant elle a trop de points de contact avec elle pour que l'on puisse l'en séparer. Du reste, nous savons trop bien que les types, en fait de maladies, sont, comme dans toutes les œuvres de la nature, beaucoup plus rares que certaines personnes ne le pensent, et surtout que ne les ont offerts quelques écrivains qui ont plus consulté leur imagination que la vérité. »

Voici cette observation, dont la seule lecture suffira pour montrer les caractères qui séparent la névralgie diaphragmatique de l'angine de poitrine.

« Un homme de 37 ans, d'un tempérament sanguin, se plaignait depuis longtemps de fréquents accès d'étouffements, de dyspnée et de palpitations, pour lesquels il entra à l'Hôtel-Dieu. Dans le cours de son enfance, il avait eu de longues et nombreuses indispositions, dont il ne pouvait cependant se rappeler le véritable caractère; il se souvenait seulement d'avoir toujours été sujet, surtout dans ses premières années, à d'abondantes transpirations des pieds, ainsi qu'aux esquinancies. De 14 à 15 ans, à ces incommodités habituelles se joignit une disposition remarquable aux évanouissements. A 16 ans, il commença à éprouver, sans cause bien connue, des étouffements, des douleurs vives à la région du diaphragme et du cœur, de la dyspnée et des palpitations, que les efforts ou les excès auxquels il se livrait parfois réveillaient toujours avec plus ou moins d'intensité. Malgré cette grave incommodité, il fut jugé propre au service militaire, dont il soutint les fatigues jusqu'à la bataille de Wagram, où il reçut une blessure dans la hanche droite, qui lui fit obtenir son congé, à 22 ans. Après avoir éprouvé tous les symptômes d'une sorte d'asthme convulsif, il eut une hémoptysie assez abondante, qui dura plusieurs jours, et qui fut suivie d'une amélioration sensible dans son état. L'année suivante, les mêmes accidents se reproduisirent dans le même ordre, et à peu près à la même époque. A 25 ans, s'étant livré à la profession de miroitier, il fut longtemps exposé à l'action des émanations mercurielles, un tremblement musculaire général et quelques coliques particulières à l'action de ce métal ne tardèrent pas à le forcer d'interrompre ses travaux pour soigner sa santé. Depuis cette époque, il conserve, dans les membres thoraciques particulièrement, un engourdissement habituel, plus prononcé toutefois dans le gauche que dans le droit, et qui est toujours en raison directe des étouffements et du sentiment de resserrement spasmodique qu'il éprouve dans la poitrine. Depuis cette époque également ses digestions sont devenues plus lentes et plus laborieuses, son sommeil plus court, et souvent accompagné de cauchemar. Enfin prend-il des aliments trop copieux ou trop échauffants, boit-il des liqueurs alcooliques avec trop peu de modération, éprouve-t-il quelque contrariété vive, ou bien fait-il des efforts pour lever un fardeau, pour courir, pour monter un escalier, pour se soutenir sur un cheval dont la course est rapide, aussitôt il est saisi d'une constriction spasmodique et douloureuse à la base de la poitrine, qui lui cause des palpitations avec étouffements, et qui le force subitement de s'arrêter, s'il est en mouvement. Les saignées générales et locales ont toujours été suivies d'une amélioration sensible dans ces diverses circonstances.

« Tel est à peu près l'état dans lequel se trouvait ce malade lors de son entrée à l'Hôtel-Dieu. Ce ne fut que deux jours après que nous eûmes occasion de l'examiner. Le repos qu'il venait de goûter durant ces deux jours avait déjà produit en lui un calme sensible. L'appétit était cependant encore peu prononcé; mais les mouvements du cœur, le malade étant couché, étaient dans un rhythme à peu près naturel, de même que ceux du pouls. La poitrine était parfaitement sonore dans tous ses points, et le bruit de la respiration s'y faisait entendre partout assez bien pour ne pas permettre de supposer la moindre altération organique dans le tissu du poumon. Le cœur n'offrait au stéthoscope rien de particulier, la langue était dans son état normal, et les viscères du bas-ventre paraissaient également sains, quoique la pression de l'abdomen fût loin d'être indifférente au malade, comme nous allons le voir; mais l'anxiété que l'on développait alors dépendait de toute autre cause, ainsi qu'il sera bientôt facile de s'en convaincre. *La poitrine offrait un développement remarquable* dans les sens de ses diamètres transverse et antéro-postérieur, tandis que le diamètre vertical, pris de la première à la dernière côte, était sensiblement plus court que dans l'état ordinaire. Le pourtour de la base de cette cavité faisait une saillie très-prononcée, et indiquait d'une manière tranchée la démarcation supérieure de l'abdomen, qui était comme enfoncée au-dessous. Lorsque l'on recommandait au malade de faire de grands mouvements d'inspiration, l'on voyait toutes les côtes et le sternum se soulever avec beaucoup de force, et le rebord des fausses côtes devenir encore plus saillant; mais on remarquait en même temps une immobilité presque absolue des parois de l'abdomen, comme si le diaphragme immobile lui-même était dans l'impossibilité d'entrer en action, pour concourir aux mouvements d'inspiration, et comme s'il ne pouviat se contracter sans exciter les douleurs vives dont se plaignait souvent le malade. Jusque-là, il y avait déjà plus d'une raison de croire que le diaphragme devait être le siége principal des accidents asthmatiques que le sujet éprouvait par accès : mais les observations suivantes vont rendre cette proposition incontestable.

« Une pression assez forte ayant été rapidement exercée de bas en haut, au-dessous de l'appendice xyphoïde, de manière à exercer une action indirecte sur le diaphragme, on produisit artificiellement, et d'une manière extrêmement intense, tous les symptômes d'un violent accès d'angine de poitrine, analogues à ceux qu'un effort prolongé, ou l'ascension rapide d'un escalier faisait naturellement éclore chez ce malade. Ainsi on le vit tout à coup éprouver un étouffement extrême, une constriction douloureuse à la base de la poitrine, un état d'angoisse inexprimable, un trouble intellectuel, un affaiblissement subit des forces, une sorte d'immobilité des parois élevées de la poitrine, enfin une agitation générale, avec effusion de larmes, congestion et bouffisure de la face. On sentait alors les mouvements extrêmement forts et précipités du cœur, et les changements correspondants qui s'étaient aussi subitement opérés dans le pouls. Le malade restait quelques minutes tout essoufflé, comme s'il venait de faire une longue course, et l'on apercevait assez longtemps, au-dessous de l'appendice xyphoïde, des mouvements irréguliers et précipités, qui paraissaient dépendre à la fois de l'agitation spasmodique du diaphragme et du cœur, et des mouvements faibles et comme oscillatoires des muscles droits de l'abdomen. Après cet accès, le sujet demeurait plusieurs minutes dans un état d'étonnement et d'hébétude, dans lequel son esprit profondément troublé ne pouvait rendre aucun compte de ce qu'il venait d'éprouver.

« Après avoir produit un accès aussi caractérisé, dans

lequel le diaphragme, irrité par la pression instantanée, paraissait assez évidemment la cause de l'ensemble des phénomènes dont nous avions été plusieurs fois témoins et dont nous venons de faire l'énumération, on produisait promptement un soulagement extrêmement prononcé, en exerçant largement sur l'abdomen une pression soutenue et graduellement augmentée : par là on tenait les viscères abdominaux refoulés de bas en haut, de manière à offrir au diaphragme un doux et uniforme point d'appui, capable de s'opposer efficacement à tous ses mouvements, et conséquemment aux accès nerveux qu'ils devaient inévitablement réveiller, lorsqu'ils s'exécutaient avec violence, ou qu'ils étaient sollicités par la percussion..... »

On ne peut, je crois, se refuser à admettre que la maladie dont il s'est agi dans cette observation n'eût son siége dans le diaphragme, et ne consistait dans une névralgie du nerf qui s'y distribue. Les étroites sympathies de continuité, de contiguïté et de fonctions par lesquelles le diaphragme se trouve lié avec les autres organes de la poitrine, rendent trop facilement raison de la dyspnée, de l'étouffement, du resserrement de la poitrine, des palpitations et autres symptômes pour ne pas adopter cette opinion. La nature des causes qui ramenaient les douleurs démontre avec plus de certitude encore l'existence d'une névralgie diaphragmatique. Ne sait-on pas que dans tout effort musculaire général, le diaphragme doit être préalablement contracté avec force pour offrir aux autres muscles de l'économie un point d'appui solide : tout effort énergique doit donc être une cause puissante de stimulation pour le diaphragme, et par suite de douleur, s'il est malade.

Je n'ai pas besoin de revenir longuement sur les caractères qui appartiennent à la névralgie diaphragmatique, et qui permettent de la distinguer de l'angine de poitrine. Cette saillie si remarquable de la cavité thoracique est exceptionnelle, et il a fallu pour qu'elle existât ainsi que la névralgie fût ancienne; il en est de même de l'espèce de déformation qu'avait subie la poitrine, et qui provenait de ce qu'elle concourait seule à l'accomplissement de l'acte respiratoire, le diaphragme demeurant immobile, et la part que l'expansion de l'abdomen prête à la respiration se trouvant supprimée. Ce sont là des caractères qui ne doivent pas exister dans les cas de névralgie récente, et sur lesquels on ne doit pas compter pour établir le diagnostic; mais il n'en est pas de même des autres. La dyspnée est habituelle dans la névralgie diaphragmatique; la respiration abdominale est suspendue, les parois de l'abdomen sont rétractées; le malade n'accuse pas la douleur en un point donné de la poitrine, à gauche, comme dans l'angine; il se plaint du resserrement de la base de la poitrine. Dans une observation qui m'a été communiquée par un de mes collègues, chirurgien à l'hôpital de Saint-Denis, et qui malheureusement est trop incomplète pour que je puisse la publier ici, le malade accusait la sensation d'une *sangle* qui le serrait fortement. Dans une observation de névralgie diaphragmatique dont on trouve les détails dans le numéro de septembre de la *Gazette médicale de Dijon*, il existait un hoquet convulsif des plus forts, qui persista pendant presque tout le temps de la maladie. Mais le caractère le plus important, et qu'on devrait regarder comme pathognomonique de la névralgie du diaphragme, s'il était confirmé par de nouvelles observations, c'est la possibilité de provoquer tous les accidents, en refoulant les intestins vers le haut de la cavité abdominale, de manière à repousser le diaphragme et à mettre en jeu sa susceptibilité morbide.

4°. *Pneumo-gastralgie.* — Quelle que soit l'opinion à laquelle on se range sur la place qu'il convient d'accorder à l'affection que je désigne sous ce nom, qu'on la regarde, ainsi que je l'ai fait comme une affection distincte de l'angine de poitrine, ou qu'on la considère comme une variété, une espèce particulière de cette maladie, il convient de bien établir les signes au moyen desquels on pourra la distinguer de l'angine ordinaire.

La pneumo-gastralgie se montre bien plus fréquemment que l'angine de poitrine chez les jeunes sujets; elle est aussi beaucoup plus fréquente qu'elle chez les femmes. Elle ne paraît pas avoir besoin pour débuter de l'influence des causes qui font éclater les attaques d'angine. Elle s'accompagne d'une douleur violente derrière le sternum; mais cette douleur n'a pas le caractère ordinaire de la douleur de l'angine de poitrine; en outre, la pneumo-gastralgie donne lieu à des étouffements violents. Le premier accès, au lieu de durer quelques secondes à peine, et de se dissiper par le repos, comme le font les premiers paroxysmes de l'angine, dure plusieurs heures, et lorsqu'il disparaît, ce n'est pas subitement, et pour laisser le sujet dans un état de santé parfaite; la douleur violente s'apaise d'abord, mais les étouffements, beaucoup plus faibles, il est vrai, continuent encore plus ou moins longtemps. La pneumo-gastralgie, au lieu de persister comme l'angine de poitrine, et d'aller sans cesse en s'aggravant, disparaît ordinairement après quelques accès dont l'intensité semble être d'autant moindre qu'on s'éloigne d'avantage du premier. Voilà certes des caractères nombreux, et qui ne permettent pas de confondre la pneumo-gastralgie avec l'angine de poitrine.

Il ne suffit pas de pouvoir, dans un cas donné, reconnaître l'existence de l'angine de poitrine, il est aussi nécessaire, pour arriver à une bonne médication, de pouvoir établir à quelle espèce d'angine de poitrine appartient le cas qu'on observe. C'est dans les antécédents du malade, dans les caractères qu'offre la maladie, dans l'emploi de l'auscultation et de la percussion, qu'on trouvera les principaux moyens d'établir cette distinction. Ainsi l'angine de poitrine sera reconnue rhumatismale ou goutteuse toutes les fois qu'elle présentera ces traits particuliers que j'ai notés comme appartenant exclusivement à cette variété de la maladie, et qu'en outre elle surviendra chez un sujet qui aura eu des atteintes de goutte ou de rhumatisme, ou qui aura des parents ascendants tourmentés par l'une ou l'autre affection. L'auscultation et la percussion aideront surtout à constater la coexistence d'une maladie du cœur ou des gros vaisseaux; cependant il ne faudra jamais perdre de vue que l'aortite, et surtout l'aortite chronique, est une affection peu connue encore, qu'elle a souvent existé sans que, pendant la vie, aucun phénomène particulier ait révélé sa marche; ce ne sera donc qu'avec une extrême réserve que l'on conclura à l'existence d'une angine de poitrine primitive, et seulement dans les cas où les moyens de diagnostic ordinaires n'ayant rien révélé du côté du cœur et des gros vaisseaux, la maladie surviendra chez un sujet jeune encore, et qui par la nature de son tempérament pourra paraître plus disposé que tout autre aux affections nerveuses. Peut-être aussi pourra-t-on tirer quelque indication de l'efficacité du traitement employé : si, par exemple, au lieu de diminuer, les accidents augmentent sous l'influence d'une saignée, il sera permis de croire à leur nature essentiellement nerveuse; s'ils diminuent au contraire par l'emploi du même moyen, on devra soupçonner l'existence d'une affection irritative de l'aorte comme cause de l'angine de poitrine. Ici, du moins, cette proposition si souvent citée, quoique si souvent fausse, *naturam morborum ostendit curatio*, aura trouvé une heureuse application.

§ IV.

DU TRAITEMENT DE L'ANGINE DE POITRINE.

Le nombre des agents thérapeutiques employés contre l'angine de poitrine est immense. Chaque auteur, pour ainsi dire, a eu le sien, et, comme il arrive si souvent en médecine, celui qui a réussi entre les mains de l'un, a souvent échoué entre les mains de l'autre; ce qui ne peut guère s'expliquer que par la différence des cas auxquels le même moyen a été appliqué, et par l'impossibilité dans laquelle on a été jusqu'à ce jour d'établir différentes variétés d'angine, et se diriger d'après l'indication spéciale que présentait chacune d'elles. — En général, la plupart des auteurs n'ont été guidés, dans le choix des agents ou des méthodes thérapeutiques qu'ils ont employés, que par l'opinion qu'ils se sont faite de la nature de la maladie. Ceux qui ont considéré l'angine de poitrine comme une affection purement nerveuse, ont dirigé contre elle toute la série des antispasmodiques; ils ont réussi quelquefois, et échoué souvent. Ceux qui en ont fait une affection goutteuse, ont également eu leur thérapeutique toute tracée. Il n'est pas jusqu'à la chimie, qui, s'imaginant que tout se passe dans le corps de l'homme avec la même simplicité que dans ses creusets, n'ait eu la prétention d'aller dissoudre, à l'aide de l'acide phosphorique, ces incrustations calcaires des valvules du cœur, des artères coronaires ou de l'aorte, dont on a tour à tour invoqué l'influence pour expliquer la production de l'angine de poitrine.

Je n'ai pas l'intention de consigner l'un après l'autre tous les essais qui ont été tentés, en plaçant en regard le nom de chaque expérimentateur, et de me perdre ainsi dans une interminable description de résultats individuels. Ce travail a été fait par d'autres et n'aurait ici aucun intérêt. Je vais seulement m'efforcer d'établir le traitement de l'angine de poitrine d'après les idées que j'ai développées dans le cours de ce mémoire ; peut-être encore arriverai-je ici à mettre un peu d'ordre, et à apporter quelque clarté au milieu de la confusion.

Les moyens de traitement à diriger contre l'angine de poitrine sont de deux espèces, généraux et spéciaux. Les moyens généraux s'appliquent également à tous les cas. J'en dirai quelques mots en terminant. Les moyens spéciaux, au contraire, varient selon l'espèce d'angine de poitrine qu'on a à traiter : c'est sur eux que j'insisterai d'avantage.

J'ai établi que l'angine de poitrine était primitive, secondaire, ou rhumatismale. C'est surtout lorsqu'il s'agit du traitement, que ces distinctions sont importantes à rappeler, car il est cerain que les mêmes moyens thérapeutiques ne peuvent convenir à ces trois espèces, et c'est, à n'en pas douter, à l'impossibilité de ces distinctions que sont dus les mécomptes que certains observateurs ont éprouvés de médicaments préconisés par d'autres.

C'est dans l'angine de poitrine primitive que l'on peut espérer quelques succès de l'usage des antispasmodiques, et c'est vraisemblablement à des cas de cette espèce que se rapportent les guérisons obtenues par la poudre de valériane (Wichmann, Jurine), la teinture thébaïque (Heberden), les pilules d'assa fœtida, de camphre, et d'extrait de cigüe (Johnston), le sulfate de zinc (Perkins), le castoréum, le musc, l'éther, l'ammoniaque, etc. C'est aussi à deux cas du même genre que se rapportent les deux observations publiées par le docteur Munck, et dans lesquelles l'emploi du soufre amena, de la manière la plus évidente, la guérison de l'angine. Il existait, il est vrai, dans le premier, quelques signes qui dénotaient une hypertrophie légère des parois ventriculaires; mais, comme l'angine datait de cinq ou six ans, il est permis de regarder cette hypertrophie légère comme le résultat plutôt que comme la cause de la maladie. M. Munck paraît croire cependant que, même dans les cas d'angine de poitrine secondaire, le soufre pourrait être employé avec quelque espérance de succès. — L'emploi du soufre paraît avoir deux inconvénients assez majeurs : c'est, d'une part, l'odeur désagréable qu'il communique à la transpiration, et que rien ne peut ni empêcher, ni diminuer; et, d'une autre part, les coliques qu'il détermine. M. Munck pense que ces coliques sont dues à l'arsenic qu'on a prétendu se trouver dans le soufre, ou à de l'acide qu'il contient constamment, quand il n'a pas été préparé avec soin. J'adopte d'autant plus volontiers cette dernière explication que M. Munck dit lui-même qu'on prévient ces coliques, en administrant concurremment avec le soufre un sel alcalin.

Ed. Alexandre, chirurgien d'Halifax, en Angleterre, a guéri une angine de poitrine avec la solution de Fowler, donnée pendant quinze jours, d'abord à la dose de six gouttes par jour, dans une mixture stomachique et cordiale, puis augmentée jusqu'à treize gouttes (*Usages de l'arsenic dans la médecine interne,* par Desgranges, Journal de Médecine de Sédillot, t. xxx, p. 353). Un autre fait de même nature a été publié depuis par la *Gazette des Hôpitaux.* Je ne doute pas que dans ces cas, il ne se soit agi d'angine primitive; c'est aussi dans ces mêmes circonstances, et alors que les accès présentent dans leur retour une certaine régularité, que l'on a pu obtenir, et que l'on peut espérer quelques succès de l'emploi du sulfate de quinine.

Enfin c'est aussi dans les cas d'angine primitive que

l'on peut tenter, avec quelque espérance d'amélioration, l'emploi de l'électricité, que Laënnec a surtout préconisé, les cautères et les révulsifs; ces derniers employés sur le sternum, sous forme de vésicatoires ou de moxas, au moment de l'attaque.

Les émissions sanguines, soit pendant les paroxysmes, soit dans leur intervalle, ne pourraient être que préjudiciables ici. On sait, en effet, la fâcheuse influence qu'elles exercent sur les affections nerveuses, et il est à penser que c'est pour les avoir employées dans des cas semblables que certains praticiens en ont retiré de si fâcheux effets, et ont été conduits à mettre en doute la réalité des guérisons, ou tout au moins des améliorations annoncées par d'autres, à la suite de l'emploi de ce moyen.

Dans l'angine de poitrine secondaire, le traitement est tout à fait différent. L'affection spasmodique doit être reléguée au second rang, et ce qui mérite avant tout l'attention du praticien, c'est la maladie antérieure, la lésion de l'aorte, et peut-être du cœur, sous l'influence de laquelle l'angine s'est développée. Malheureusement, dans la plupart des cas, l'angine n'apparaît qu'à une époque où la thérapeutique n'a que peu de prise sur l'affection principale. Toutefois, si l'on était appelé dès le début, on ne devrait pas hésiter à recourir aux émissions sanguines, générales d'abord et locales ensuite. Ce ne serait que secondairement, et sans fonder jamais un bien grand espoir sur une pareille thérapeutique, qu'on pourrait recourir plus tard à quelqu'un des moyens préconisés contre l'angine de poitrine elle-même.

On trouve dans les auteurs un très-grand nombre d'observations dans lesquelles les émissions sanguines ont été suivies d'une amélioration plus ou moins longue. Ces cas étaient certainement des cas d'angine de poitrine secondaire, et l'amélioration qu'on obtenait ainsi n'était que le résultat de l'amélioration passagère que le traitement antiphlogistique apportait à la maladie de l'aorte ou du cœur. Je rappellerai à cet égard l'observation que j'ai citée (p. 9 et suiv.) au commencement de ce travail, et dans laquelle on voit à plusieurs reprises tous les accidents de l'angine de poitrine s'amender momentanément sous l'influence des émissions sanguines, que commandait en quelque sorte l'état du cœur. Mais on comprend combien un diagnostic précis est important, et à quelles déplorables conséquences on exposerait un malade, si l'on allait faire l'application d'un pareil moyen dans les cas d'angine de poitrine primitive, où la soustraction d'une certaine quantité de sang, *de ce modérateur des nerfs*, ne pourrait qu'aggraver les accidents.

Il y a un cas qui peut sembler devoir faire naître quelque incertitude, quelque hésitation dans le traitement; c'est celui où l'angine de poitrine, étant primitive dans le principe, a fini par donner lieu à un commencement de lésion organique, à une légère hypertrophie des parois ventriculaires, par exemple. Que doit-on faire? Faut-il traiter l'angine comme angine primitive? Faut-il recourir aux émissions sanguines, ou au contraire recourir à l'association des deux méthodes? Je n'hésiterai pas, pour mon compte, à employer les émissions sanguines, concurremment avec les autres moyens, au risque de les abandonner, si j'en constatais de funestes effets. J'emploierais les émissions sanguines, parce qu'il ne me semble pas douteux que lorsque les altérations pathologiques que l'angine de poitrine primitive fait naître quelquefois, ont atteint un certain degré, elles contribuent non-seulement à entretenir, mais encore à augmenter la maladie, dont elles ne sont cependant que les effets. Elles deviennent causes à leur tour, et peuvent empêcher l'efficacité d'une médication, dont on pourrait peut-être sans cela obtenir quelques succès. J'ajouterai en outre que, lorsque dans le cours d'une angine de poitrine qu'on a crue primitive, parce qu'au début on n'avait constaté aucune lésion à laquelle on pût rapporter son apparition, il survient des signes qui permettent de reconnaître une altération pathologique du cœur ou de l'aorte, on ne peut pas affirmer que cette altération n'avait pas débuté avant l'angine, et ne s'est révélée que plus tard, alors que son développement a été plus avancé; l'angine alors ne serait plus que secondaire, et les antiphlogistiques devraient nécessairement entrer dans son traitement.

Du reste, quel que soit le cas dans lequel on a recours aux émissions sanguines, je ne pense pas qu'on puisse jamais en espérer autre chose qu'une amélioration passagère : la gravité de la maladie, et la nécessité de sa persistance, pour ainsi dire, n'est pas alors dans l'angine de poitrine elle-même, mais dans l'affection qui l'a fait naître, et qui l'entretient. Je sais cependant que, même dans ces cas, on a pu obtenir la guérison; mais ce sont là des exceptions sur lesquelles on ne doit jamais compter. L'observation rapportée par M. Gintrac est un exemple de ces guérisons inespérées survenues sans que la maladie qui avait déterminé l'angine de poitrine eût disparu; mais ces cas sont fort rares, et lorsqu'ils surviennent c'est bien moins, je crois, au traitement qu'il faut en rapporter l'honneur, qu'à cette espèce d'habitude dont j'ai déjà parlé, et qui fait que souvent nos organes ou nos tissus subissent des changements considérables de forme et de texture, sans en éprouver des souffrances continues, et sans même faire renaître celles qu'ils ont primitivement produites.

Il est inutile d'ajouter que dans les cas d'angine de poitrine secondaire, on ne devrait attendre à peu près aucun résultat favorable de l'emploi des antispasmodiques. Les vésicatoires, les moxas, les cautères pourraient, au contraire, être employés à titre de révulsifs.

Si l'angine de poitrine était rhumatismale ou goutteuse, l'indication serait précise; ce qu'il faudrait combattre, et chercher à dissiper avant tout, ce serait le principe rhumatismal ou goutteux lui-même. L'extrait d'aconit, les préparations de colchique, le gaïac, les eaux sulfureuses, etc., devraient être employés, soit seuls, soit combinés avec les autres moyens proposés contre l'angine de poitrine primitive. Le quinquina, dont Tavarès et A. Leroy ont les premiers constaté l'efficacité dans la goutte et les rhumatismes, le sulfate de quinine, auquel on a dû, dans ces derniers temps, d'incontestables guérisons de rhumatismes aigus et même chroniques (A. Devergie), devraient être tentés.... Si l'angine de poitrine apparaissait à la suite d'une métastase goutteuse, on devrait s'efforcer de rappeler la maladie à son siége habituel, au moyen de révulsifs puissants et notamment à l'aide du cataplasme de Pradier, dont l'efficacité en pareille circonstance est à peu près la seule chose qui ait survécu à l'immense vogue dont il a joui.

Il ne me reste plus qu'à parler des soins généraux qu'exige le traitement de l'angine de poitrine. Ces soins sont les mêmes pour tous les cas, et sont constitués principalement par les conditions hygiéniques au milieu desquelles il convient de placer les malades. Jurine les expose dans le paragraphe suivant, que je transcris littéralement.

« On conseillera aux malades de vivre, s'il est possible, à la campagne, pour les soustraire aux soucis des affaires : d'occuper de préférence un appartement au rez-de-chaussée, pourvu qu'il ne soit pas humide, pour répéter de petites promenades, sans qu'il soit nécessaire de monter un escalier; de se procurer, si leurs facultés le leur permettent, un petit équipage pour pousser plus loin leurs promenades, sorte d'exercice passif, auquel on peut se livrer sans crainte au début de la maladie. Le régime doit consister en une nourriture fort simple, mais autant animale que végétale, afin de ne pas trop affaiblir les forces; dans ce but on permettra aux malades un peu de vin aux repas, qui seront au nombre de trois par jour, pour ne pas surcharger l'estomac; le souper sera même très-léger, et on se couchera deux heures après l'avoir pris. Si le sommeil est agité et inquiet, on prendra, en entrant au lit, trois ou quatre grains de poudre de Dower; ce remède réussit mieux que l'opium seul; les malades, en se levant, prendront un lavement pour entretenir la liberté et la régularité des garde-robes; ils renonceront à tout commerce avec le sexe, car de telles jouissances ne peuvent qu'être très-nuisibles dans cette maladie; ils éviteront l'humidité, et se tiendront vêtus chaudement.... On prendra des bains froids par immersion.... Si la maladie est maîtrisée, on en consolidera la cure en faisant usage des mêmes précautions, car le plus léger écart pourrait faire renaître les paroxysmes; et, comme les impressions morales influent puissamment sur leur retour, on recommandera au malade de chercher à les éviter, et à leurs alentours, de ne rien leur apprendre qui puisse leur causer de l'inquiétude ou du chagrin. »

FIN.

TABLE DES MATIÈRES.

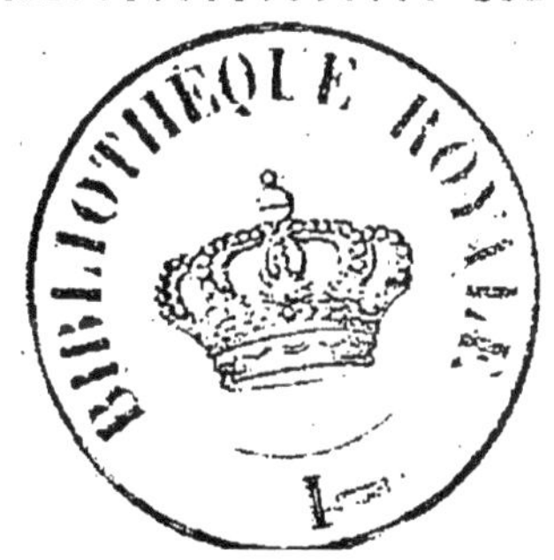